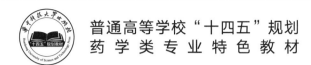

普通高等学校"十四五"规划
药学类专业特色教材

供药学、药物制剂、临床药学、制药工程、中药学、医药营销及相关专业使用

天然药物化学实验

主　编　高建萍　付雪艳

副主编　汤海峰　王　薇　陈　剑　张翠利

编　者　（按姓氏笔画排序）

王　薇　陕西中医药大学

付雪艳　宁夏医科大学

汤海峰　空军军医大学

李　畅　哈尔滨医科大学

李春燕　内蒙古医科大学

张翠利　黄河科技学院

陈　杰　江西中医药大学

陈　剑　九江学院

周　丽　宁夏医科大学

费洪荣　山东第一医科大学（山东省医学科学院）

高建萍　内蒙古医科大学

雷高明　河南科技大学

潘韬文　大连医科大学

华中科技大学出版社
http://www.hustp.com
中国·武汉

内容提要

本书是普通高等学校"十四五"规划药学类专业特色教材。

本书包括天然药物化学实验中提取分离的常用技术、天然药物化学实验实例、附录三部分,其中第二部分包括薄层板的制备及薄层色谱、纸色谱、柱色谱的应用等十八个实验。本书主要适合于医药院校药学、药物制剂、临床药学、制药工程、中药学、医药营销及相关专业本科学生学习使用,也可用作成人教育和自学的参考教材。

图书在版编目(CIP)数据

天然药物化学实验/高建萍,付雪艳主编. —武汉:华中科技大学出版社,2022.6(2025.1 重印)
ISBN 978-7-5680-8301-0

Ⅰ. ①天… Ⅱ. ①高… ②付… Ⅲ. ①生药学-药物化学-化学实验-高等学校-教材 Ⅳ. ①R284-33

中国版本图书馆 CIP 数据核字(2022)第 095060 号

天然药物化学实验
Tianran Yaowu Huaxue Shiyan

高建萍　付雪艳　主编

策划编辑:余　雯
责任编辑:孙基寿
封面设计:原色设计
责任校对:李　琴
责任监印:周治超
出版发行:华中科技大学出版社(中国·武汉)　　电话:(027)81321913
　　　　　武汉市东湖新技术开发区华工科技园　　邮编:430223
录　　排:华中科技大学惠友文印中心
印　　刷:武汉科源印刷设计有限公司
开　　本:889mm×1194mm　1/16
印　　张:8
字　　数:222 千字
版　　次:2025 年 1 月第 1 版第 2 次印刷
定　　价:29.80 元

普通高等学校"十四五"规划药学类专业特色教材
编委会

网络增值服务使用说明

欢迎使用华中科技大学出版社医学资源网yixue.hustp.com

1.教师使用流程

（1）登录网址：http://yixue.hustp.com （注册时请选择教师用户）

（2）审核通过后，您可以在网站使用以下功能：

管理学生

建立课程　　　　　　　　　布置作业

下载教学　　　　　教师　　　　查询学生学习
资源　　　　　　　　　　　　　记录等

2.学员使用流程

建议学员在PC端完成注册、登录、完善个人信息的操作。

（1）PC端学员操作步骤

①登录网址：http://yixue.hustp.com （注册时请选择普通用户）

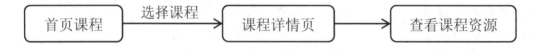

②查看课程资源

如有学习码，请在个人中心-学习码验证中先验证，再进行操作。

首页课程 —选择课程→ 课程详情页 → 查看课程资源

（2）手机端扫码操作步骤

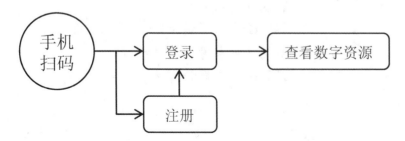

总序

Zongxu

　　教育部《关于加快建设高水平本科教育 全面提高人才培养能力的意见》（"新时代高教 40 条"）文件强调要深化教学改革,坚持以学生发展为中心,通过教学改革促进学习革命,构建线上线下相结合的教学模式,对我国高等药学教育和药学专业人才的培养提出了更高的目标和要求。我国高等药学类专业教育进入了一个新的时期,对教学、产业、技术融合发展的要求越来越高,强调进一步推动人才培养,实现面向世界、面向未来的创新型人才培养。

　　为了更好地适应新形势下人才培养的需求,按照《中国教育现代化 2035》《中医药发展战略规划纲要(2016—2030 年)》以及党的十九大报告等文件精神要求,进一步出版高质量教材,加强教材建设,充分发挥教材在提高人才培养质量中的基础性作用,培养合格的药学专业人才和具有可持续发展能力的高素质技能型复合人才。在充分调研和分析论证的基础上,我们组织了全国 70 余所高等医药院校的近 300 位老师编写了这套教材,并得到了参编院校的大力支持。

　　本套教材充分反映了各院校的教学改革成果和研究成果,教材编写体例和内容均有所创新,在编写过程中重点突出以下特点。

　　(1)服务教学,明确学习目标,标识内容重难点。进一步熟悉教材相关专业培养目标和人才规格,明晰课程教学目标及要求,规避教与学中无法抓住重要知识点的弊端。

　　(2)案例引导,强调理论与实际相结合,增强学生自主学习和深入思考的能力。进一步了解本课程学习领域的典型工作任务,科学设置章节,实现案例引导,增强自主学习和深入思考的能力。

　　(3)强调实用,适应就业、执业药师资格考试以及考研的需求。进一步转变教育观念,在教学内容上追求与时俱进,理论和实践紧密结合。

　　(4)纸数融合,激发兴趣,提高学习效率。建立"互联网＋"思维的教材编写理念,构建信息量丰富、学习手段灵活、学习方式多元的立体化教材,通过纸数融合提高学生个性化学习的效率和课堂的利用率。

　　(5)定位准确,与时俱进。与国际接轨,紧跟药学类专业人才培养,体现当代教育。

　　(6)版式精美,品质优良。

　　本套教材得到了专家和领导的大力支持与高度关注,适应当下药学专业学生的文化基础和学习特点,具有趣味性、可读性和简约性。我们衷心希望这套教材能在相关课程的教学中发挥积极作用,并得到读者的青睐;我们也相信这套教材在使用过程中,通过教学实践的检验和实际问题的解决,能不断得到改进、完善和提高。

普通高等学校"十四五"规划药学类专业特色教材
编写委员会

前言

Qianyan

天然药物化学是一门实践性很强的学科,天然药物化学实验是天然药物化学课程的重要组成部分,是配合天然药物化学理论课教学不可或缺的手段。天然药物化学实验课的开设,可以使学生进一步理论联系实际,检验在课堂上所学的理论知识,加深对天然药物化学基本理论和基本知识的认识和理解。通过实验,训练学生的基本操作技能,在实验过程中,培养学生的创新能力、动手能力以及自学能力,提高学生分析和解决问题的能力,使学生养成严谨的科学态度和良好的工作作风,使学生获得从事天然药物化学科研工作的基本训练,为将来从事天然药物化学的研究工作奠定基础。

本书包括天然药物化学实验中提取分离的常用技术、天然药物化学实验实例、附录三部分,本书主要适合于医药院校药学、药物制剂、临床药学、制药工程、中药学、医药营销及相关专业本科学生学习使用,也可用作成人教育和自学的参考教材。

在本书编写过程中,参编的各位老师付出了很大努力,但由于编者学术水平和编写能力有限,不当和错误之处在所难免,敬请广大读者予以指正。另外本书的编写得到了华中科技大学出版社编辑老师和多位同行专家的热情鼓励和支持,在此一并表示衷心的感谢。

天然药物化学实验教学的主要目的是使学生掌握天然药物有效成分提取、分离和检验基本操作技能。为了确保实验的安全进行,提出如下实验须知。

一、实验室一般安全规则

1. 实验前认真预习,明确实验目的、内容,了解实验的方法、步骤和基本原理。

2. 实验过程中要正确操作,仔细观察,认真记录和深入思考。

3. 遵守实验室制度,在实验室中保持安静,注意安全。不违章操作,爱护仪器,节约药品,保持实验室的整洁。

4. 根据实验记录,认真处理数据,分析问题,写出实验报告,并呈交实验所得产品(标明产品名称、重量、实验组号及日期)。

5. 实验完毕,应将实验桌整理干净,使用过的仪器及时清洗干净后,存放在实验柜内。废弃的固体和滤纸等丢入废物缸内。公用仪器及药品用完后立即归还原处,破损仪器应填写破损报告单,检查水、电(是否关闭水龙头,拉下总电闸刀,拔下电插头),关闭门窗。

二、易燃、腐蚀性和有毒药品或溶剂的使用规则

1. 加热、回流提取或回收有机溶剂时,必须在水浴上进行,切不可用直火加热。有机溶剂易燃,使用时要远离火源,用后要盖紧瓶塞,置于阴凉处。

2. 回收溶剂时,应在加热前投入1~2粒沸石。加热中途不得加入沸石,严防溶液发生暴沸或因恒沸而发生爆炸。

3. 蒸馏、回流易燃、易挥发、有毒液体时,仪器装置切勿漏气,冷凝管流出的液体应接弯管导入接收瓶中,余气应使用橡皮管通往室外或水槽里。

4. 减压系统应装有安全瓶。进行加压柱色谱实验时,层析柱及储液瓶机械性能要高,连接要牢,注意控制压力,以防炸裂。

5. 有毒、有腐蚀性的药品应妥善保管,操作后立即洗手,勿沾及五官及创口。

6. 强酸(硫酸、盐酸)、强碱(氢氧化钠)具有强腐蚀性,勿洒在皮肤或衣物上,以免造成化学灼伤。

7. 绝不允许各种化学药品任意混合,也切勿把任何试剂或溶剂倒回储瓶,以免发生意外事故。

8. 使用电器设备及各种分析仪器时,要事先了解电路及操作规程。使用时,注意仪器和电线不要放在潮湿处,湿手不要接触电源。

实验室一旦发生火灾事故,应保持镇静,并采取相应措施。首先要立即切断火源、电源并移开附近的易燃物品。小火可用湿布或黄沙盖熄,火较大时应根据具体情况采用相应的灭火器材。

高建萍(内蒙古医科大学)

付雪艳(宁夏医科大学)

目录

Mulu

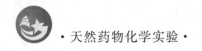
附　录

参 考 文 献

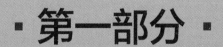

·第一部分·

天然药物化学实验中

提取分离的常用技术

第一章 常用的提取技术

一、浸渍法

（一）概念

在常温条件下，用适当溶剂浸渍药材以溶出其中成分的方法。

（二）原理

"相似相溶"，适当的溶剂使药材中的目标成分充分溶出，而共存杂质的溶出尽可能少。

（三）步骤

将药材适当粉碎后置于合适的容器中，加入选定的溶剂浸渍药材一定时间后滤出浸出液，反复数次，合并浸渍液，减压浓缩即可。

（四）注意事项

（1）本方法适用于提取遇热易挥发或易被破坏的成分、淀粉和黏液质含量高的成分。

（2）本方法提取时间较长，以水为溶剂时，要注意防止提取液发霉变质。

二、渗漉法

（一）概念

不断向粉碎的药材中加入新鲜的溶剂，使其渗过药材，从渗漉筒下端出口流出渗漉液的方法。

（二）原理

同"浸渍法"。

（三）步骤

将药材适当粉碎后置于渗漉筒中，从渗漉筒上端加入选定的溶剂，使其自上而下通过药材，从渗漉筒下端收集流出的渗漉液，减压浓缩即可。

（四）注意事项

（1）本方法适用于提取遇热易挥发或易被破坏的成分、淀粉和黏液质含量高的成分。

（2）由于本方法溶剂用量大，耗时长，所以选择溶剂时应选不易挥发的溶剂。

三、煎煮法

（一）概念

将药材加水后加热煮沸，将其中成分提取出来的方法。

（二）原理

同"浸渍法"。

（三）步骤

将药材适当粉碎后置于容器中，加入水后加热煮沸，一定时间后滤出水煎液，反复数次，合并水煎液,浓缩即可。

（四）注意事项

含挥发性或加热易分解成分的药材,以及淀粉和黏液质含量高的药材不适用本方法。

四、回流提取法

（一）概念

用易挥发的有机溶剂加热回流,将药材中的成分提取出来的方法。

（二）原理

同"浸渍法"。

（三）步骤

将药材适当粉碎后置于回流装置中,加入适当的有机溶剂,加热回流,一定时间后滤出提取液,反复数次,合并提取液,减压浓缩即可。

（四）注意事项

含有对热不稳定成分的药材不适用本方法。

五、连续回流提取法

（一）概念

此法是回流提取法的发展,弥补了回流提取法溶剂用量大、操作繁琐的不足,在实验室中常用索氏提取器来完成。

（二）原理

同"浸渍法"。

（三）步骤

将药材适当粉碎后包裹在滤纸筒内置于索氏提取器中,在圆底烧瓶中加入适量的有机溶剂加热回流,多次虹吸至提取完全后,减压浓缩提取液即可。

（四）注意事项

（1）含有对热不稳定成分的药材不适用本方法。

（2）包裹药材的滤纸筒高度应低于虹吸管的高度,以便所有药材都能够被有机溶剂浸润提取完全。

（3）圆底烧瓶中有机溶剂的体积应多于完成一次虹吸的溶剂体积,以便回流能连续进行。

六、水蒸气蒸馏法

（一）概念

利用某些挥发性成分与水共同加热煮沸,能随水蒸气一并蒸出,且经冷凝后即可获得,从而使其从药材中被提取出来的方法。

（二）原理

当水和与水互不相溶的液体成分共存时,根据道尔顿分压定律,整个体系的总蒸气压等于各组分蒸气压之和,即总蒸气压比任何一种成分的蒸气压高,故混合物的沸点低于各组分自身的沸点。所以当总蒸气压等于外界大气压时,混合物开始沸腾并被蒸出来。

（三）步骤

将药材适当粉碎后置于水蒸气蒸馏装置中，加入水充分浸润药材，加热使药材中的挥发性成分随水蒸气蒸出，经冷凝后，收集于接收瓶中，至馏出液变得透明为止。

（四）注意事项

（1）水蒸气蒸馏装置中的水和药材总体积应不超过容器体积的 1/3。

（2）蒸馏过程中如需中断或蒸馏完成时，应先打开三通使瓶内与大气压相通后关闭热源，以防止倒吸。

（3）对于某些在水中溶解度较大的挥发性成分，馏出液可再蒸馏一次以提高纯度。

七、微波辅助提取法

（一）概念

利用微波无温度梯度的热效应使被提取物里外同时加热，增加物质的扩散性和溶剂的穿透性从而加速提取过程的一种辅助提取法。

（二）原理

微波具有吸收性、穿透性、反射性，它可以被极性物如水等选择性吸收，而不被非极性物质吸收。一方面，分子对微波具有选择性吸收，极性分子可以吸收微波的能量，然后以热能的形式释放出来，使介质内部温度迅速上升造成内部压力过大，使成分流出溶解于溶剂中；另一方面，微波所产生的电磁场可使部分成分向萃取溶剂界面扩散，加速其热运动，缩短提取时间。

（三）步骤

经典的溶剂提取法（如浸渍、渗漉、回流提取法等）均可使用微波进行辅助提取。即用波长介于 1 mm～1 m（频率在 300 MHz～300 GHz）的电磁波辐射提取药材及溶剂，以增大提取效率。

（四）注意事项

微波辅助提取法影响因素较多，如浸润溶剂、浸提时间、浸提温度、微波剂量、溶液 pH 等，选择不同的参数条件可以得到不同的提取收率和提取物的纯度。

八、超声波辅助提取法

（一）概念

利用超声波在液体介质中引起的空化现象，造成植物细胞及整个生物体瞬间破裂，使溶剂能渗透到药材的细胞中，加速有效成分溶解于溶剂的辅助提取方法。

（二）原理

超声波是指频率在 20 kHz 以上、人的听觉阈以外的声波，具有频率高、波长短、功率大、穿透力强等特点。超声波作用于液体介质引起介质的振动，当振动处于稀疏状态时，在介质中形成许多小空穴，这些小空穴的瞬间闭合可产生高达几千个大气压的压力，同时局部温度可上升到千度高温，这一现象称为空化现象。

（三）步骤

将药材适当粉碎后置于超声提取器换能系统的超声场中，加入一定溶剂，超声作用一定时间，使药材中的成分在超声波的作用下很快溶解于溶剂中，再经过滤、分离，得到所需的有效成分即可。

（四）注意事项

在实际应用中要注意超声强度和频率、超声作用时间以及溶剂的种类、浓度、用量等因素对提取效率的影响。

九、半仿生提取法

（一）概念

半仿生提取法在提取工艺的设计中坚持"有成分论,不唯成分论,重在机体药效学反应"的观点,是一种将整体药物研究法与分子药物研究法相结合,从生物药剂学的角度,模拟口服给药及药物经胃肠道转运的原理,为经消化道给药的中药制剂设计的一种新的提取工艺。

（二）原理

将整体药物研究法与分子药物研究法相结合,从生物药剂学角度出发,模拟药物口服及药物经胃肠道转运的原理,采用一定酸度的酸性水或碱性水依次连续提取,使所得提取物更接近药物在体内达到平衡时的有效成分。由于此法工艺条件要适合工业化生产的实际,不可能完全与人体条件相同,所以称为半仿生提取法。

（三）步骤

1. 优选提取条件

在药材粒度、煎提温度、加水量、煎提次数、过滤方法、浓缩程度等条件相同时,以单体有效成分、总浸出物、不同极性部位、主要药效、毒理等为指标,用正交设计、比例分割等方法,优选半仿生提取法的工艺参数。

2. 优选提取药材的组合方式

将待提取的方药中的药材排列组合成若干组,用优选出的半仿生技术提取条件提取,进行指标含量测定,得到的标准化数据为特征值,对不同组合提取液进行综合评价,确定方药的最佳药材组合方式。

3. 优选提取液醇沉的浓度

测定提取液的酸度,确定醇沉浓度范围。采用正交设计、比例分割等方法,按照步骤 1 中方法测定个别成分的含量,经标准化加权处理后,优选出最佳的醇沉浓度。

（四）注意事项

（1）影响半仿生提取法提取条件的因素较多,优选方法设计是否合理,关系到实验能否顺利进行。

（2）在选取指标性成分时,首先要选择方药中各药的有效成分,若有效成分不明确,可选择指标性成分,同时要考虑到"活性混合物"。在进行方药有效成分提取时,坚持"有成分论,不唯成分论",发挥活性混合物综合作用特点的半仿生提取法观点。

十、超临界流体萃取法

（一）概念

物质处于其临界温度（T_c）和临界压力（P_c）以上状态时,成为单一相态,处于此相态的物质称为超临界流体（SF）。在超临界状态下,使超临界流体和待分离的物质接触,通过控制不同的温度、压力以及不同种类及含量的夹带剂,使超临界流体有选择性地把极性大小、沸点高低和分子量大小不同的成分依次萃取出来,这种萃取方法称为超临界流体萃取法。

（二）原理

当物质处于超临界状态时,成为性质介于液体和气体之间的一种特殊的单一相态。超临界流体具有与液体相近的密度,黏度虽然是气体的几倍,但明显低于液体,扩散系数比液体大100倍左右,因此对物料有较好的渗透性和较强的溶解能力。

（三）注意事项

该方法对脂溶性成分溶解性较好,对水溶性成分溶解性弱,提取水溶性成分时应加入适当的夹带剂。

第二章　常用的分离技术

一、萃取法

（一）概念

利用溶质在互不相溶的溶剂里溶解度的不同，用一种溶剂把溶质从另一种溶剂中提取出来的操作方法。

（二）原理

利用化合物在两种互不相溶（或微溶）的溶剂中溶解度或分配系数的不同，使化合物从一种溶剂内转移到另一种溶剂中。萃取时各成分在两相溶剂中分配系数相差越大，分离效果越高，如果在水提取液中的有效成分是亲脂性的物质，一般用亲脂性有机溶剂，如苯、氯仿或乙醚进行两相萃取，如果有效成分是偏于亲水性的物质，在亲脂性溶剂中难溶解，就需要改用弱亲脂性的溶剂，如乙酸乙酯、丁醇等。还可以在氯仿、乙醚中加入适量乙醇或甲醇以增大其亲水性。例如，提取黄酮类成分时，多用乙酸乙酯和水进行两相萃取。提取亲水性强的皂苷则多选用正丁醇、异戊醇和水进行两相萃取。

（三）步骤

将物质溶解于一种溶剂（一般选择水）中形成溶液，将用来萃取溶质的有机溶剂加入盛有溶液的分液漏斗后，立即充分振荡，使溶质充分转溶到加入的溶剂中，然后静置分液漏斗。待液体分层后，再进行分液。反复多次，可将绝大部分目标化合物萃取出来。如要获得溶质，则将溶剂蒸馏除去，即能得到。

（四）注意事项

一般有机溶剂亲水性越大，与水进行两相萃取的效果越不好，因为它能使较多的亲水性杂质伴随而出，对有效成分进一步精制影响很大。

二、重结晶

（一）概念

重结晶是将晶体溶于溶剂或熔融以后，又重新从溶液或熔体中结晶的过程。

（二）原理

利用混合物中各组分在某种溶剂中溶解度不同或在同一溶剂中不同温度时的溶解度不同而使它们相互分离。

固体有机物在溶剂中的溶解度随温度的变化易发生改变，通常温度升高，溶解度增大；反之，则溶解度降低。对于前一种情况，加热可使溶质溶解于溶剂中，当温度降低时，其溶解度下降，溶液变成过饱和状态，从而可析出结晶。由于被提纯化合物及杂质的溶解度不同，所以可以分离纯化所需物质。

（三）步骤

选择溶剂→固体物质溶解→趁热过滤除去杂质→晶体析出→晶体收集与洗涤→晶体

干燥。

1．选择溶剂

在进行重结晶时,选择理想的溶剂是关键,理想的溶剂必须具备下列条件。

(1) 不与被提纯物质发生化学反应。

(2) 在较高温度时能溶解较多的被提纯物质;而在室温或更低温度时,只能溶解很少的该种物质。

(3) 对杂质溶解度非常大或者非常小(前一种情况是要使杂质留在母液中不随被提纯物晶体一同析出,后一种情况是使杂质在热过滤的时候被滤去)。

(4) 容易挥发(溶剂的沸点较低),易于使被提纯物质结晶分离而除去。

(5) 能使被提纯物质结出较好的晶体。

(6) 无毒或毒性很小,便于操作。

(7) 价廉易得。

经常采用以下方法选择合适的溶剂。

取 0.1 g 目标物质于一小试管中,滴加约 1 mL 溶剂,加热至沸。若完全溶解,且冷却后能析出大量晶体,这种溶剂一般认为可以使用。如样品在冷时或热时,都能溶于 1 mL 溶剂中,则这种溶剂不可以使用。若样品不溶于 1 mL 沸腾溶剂中,再分批加入溶剂,每次加入 0.5 mL,并加热至沸。总共用 3 mL 热溶剂,而样品仍未溶解,这种溶剂也不可以使用。若样品溶于 3 mL 以内的热溶剂中,冷却后仍无结晶析出,则这种溶剂也不可以使用。

2．固体物质溶解

原则上为减少目标物质遗留在母液中造成的损失,在溶剂的沸腾温度下溶解混合物,并使之饱和。为此将混合物置于烧瓶中,滴加溶剂,加热到沸腾。不断滴加溶剂并保持微沸,直到混合物恰好溶解。在此过程中要注意混合物中可能有不溶物,如为脱色加入的活性炭、纸纤维等,应防止误加过多的溶剂。

溶剂应尽可能不过量,但这样在热过滤时,会因冷却而在漏斗中出现结晶,引起很大的麻烦和损失。综合考虑,一般可比需要量多加 20% 甚至更多的溶剂。

3．趁热过滤除去杂质

热溶液中若还含有不溶物,应在热水中使用短而粗的玻璃漏斗趁热过滤。溶液若有不应出现的颜色,待溶液稍冷后加入活性炭,煮沸 5 分钟左右脱色,然后趁热过滤。活性炭的用量一般为固体粗产物的 1%~5%。

4．晶体析出

将收集的热滤液静置缓缓冷却(一般要几小时后才能完全),不要急冷,急冷导致的很细结晶表面积大,吸附杂质多。有时晶体不易析出,这时可用玻棒摩擦器壁或加入少量该溶质的结晶,引入晶核,不得已也可放置冰箱中促使晶体较快地析出。

5．晶体收集与洗涤

将结晶通过抽气过滤从母液中分离出来。滤纸的直径应小于布氏漏斗内径。抽滤后打开安全瓶活塞停止抽滤,以免倒吸。用少量溶剂润湿晶体,继续抽滤,干燥。

6．晶体干燥

纯化后的晶体,可根据实际情况采取自然晾干,或烘箱烘干。

(四) 注意事项

(1) 溶剂量的多少,应同时考虑两个因素。溶剂少则收率高,但可能给热过滤带来麻烦,并可能造成更大的损失;溶剂多,显然会影响回收率。故两者应综合考虑。一般可比需要量多加 20% 左右的溶剂。

（2）可以在溶剂沸点温度下溶解固体，但必须注意实际操作温度是多少，否则会因实际操作时，被提纯物质晶体大量析出。但对某些晶体析出不敏感的被提纯物质，可考虑在溶剂沸点下溶解成饱和溶液，要根据具体情况决定，不能一概而论。

（3）为了避免溶剂挥发及可燃性溶剂着火或有毒溶剂中毒，应在锥形瓶上安装回流冷凝管，添加溶剂可从冷凝管的上端加入。

（4）若溶液中含有色杂质，可加活性炭脱色，应特别注意活性炭的使用。

（5）趁热过滤：

①若为易燃溶剂，应防止着火、防止溶剂挥发；

②应注意滤纸的折叠方法及操作要领（包括漏斗的预热、滤纸的热水润湿等），应洗净抽滤瓶，注意滤纸的大小、滤纸的润湿等操作，开始时不要过度减压，以免将滤纸抽破（在热溶剂中，滤纸强度大大下降）。

（6）结晶：

①将滤液在室温或保温下静置使之缓缓冷却（如滤液中已析出晶体，可加热使之溶解），析出晶体，再用冷水来充分冷却。必要时，可用冰水或冰盐水进行冷却（要视具体情况而定，若使用的溶剂在冰水或冰盐水里能析出结晶，就不能采用此方法）。

②有时滤液中有焦油状或胶状物存在，结晶不易析出，有时因形成过饱和溶液，晶体也不析出，在这种情况下，可使用玻棒摩擦器壁以形成粗糙面，使溶质分子定向排列形成结晶，或投入晶种促进晶体形成。

③有的时候被提纯物质呈油状析出，虽然本油状物经长时间静置或足够冷却后也可固化，但这样固体往往含有较多的杂质，其纯度不高。用大量的溶剂稀释，虽然可防止油状物生成，但这又会使产物大量损失。这时候可将析出油状物的溶液重新加热溶解，然后慢慢冷却。当油状物析出时剧烈搅拌，使油状物在均匀分散状态下固化，但最好是重新选择溶剂，使其得到晶形产物。

（7）减压过滤：剪裁符合规格的滤纸放入漏斗中→用少量溶剂润湿滤纸→开启水泵并关闭安全瓶上的活塞，将滤纸吸紧→打开安全瓶上的活塞，再关闭水泵→借助玻棒，将待分离物分批倒入漏斗中，并用少量滤液洗出黏附在容器上的晶体，一并倒入漏斗中→再次开启水泵并关闭安全瓶上的活塞进行减压过滤至漏斗颈口无液滴为止→打开安全瓶上的活塞，再关闭水泵→用少量溶剂润湿晶体→再次开启水泵并关闭安全瓶上的活塞进行减压过滤至漏斗颈口无液滴为止（必要时可用玻塞挤压晶体，此操作一般只进行1～2次）。

如重结晶的溶剂沸点较高，在用原溶剂至少洗涤1次后，可用低沸点的溶剂洗涤，使最后的结晶产物易于干燥（要注意该溶剂必须是能和第一种溶剂互溶而对晶体是不溶或微溶的）。

抽滤所得母液若有用，可移至其他容器内，再作为回收溶剂及纯度较低的产物。

（8）晶体干燥：在测定熔点前，晶体必须充分干燥，否则测定的熔点会偏低。固体干燥的方法很多，要根据重结晶所用溶剂及结晶的性质来选择。

①空气晾干（不吸潮的低熔点物质在空气中干燥是最简单的干燥方法）。

②烘干（对空气和温度稳定的物质可在烘箱中干燥，烘箱温度应比被干燥物质的熔点低15～20 ℃）。

③用滤纸吸干（此方法易将滤纸纤维污染到固体物上）。

④置于干燥器中干燥。

三、沉淀法

(一)概念

沉淀法是指在混合组分的溶液中加入另一种溶剂或沉淀试剂,使部分成分从溶液中析出的方法。

(二)原理

1. 根据物质溶解度差异进行分离

在混合组分的溶液中加入另一种溶剂,改变混合溶剂的极性,使一部分物质沉淀析出,从而实现分离。

2. 改变分子存在状态进行分离

对酸性、碱性或两性化合物,可以通过加入酸或碱调节溶液的酸碱度,改变分子的存在状态(游离型或解离型),从而改变溶解度而实现分离。

3. 加入沉淀试剂进行分离

酸性、碱性化合物还可以通过加入沉淀试剂使之生成水不溶性的盐类而沉淀析出。

(三)步骤

(1)在药材浓缩的水溶液中加入数倍量高浓度的乙醇,可使极性较大的水溶性成分,如蛋白质、多糖等沉淀析出(水/醇法);或在浓缩的乙醇提取液中加入数倍量的水,放置使极性较小的脂溶性成分,如树脂、叶绿素等沉淀析出(醇/水法);或在乙醇浓缩液中加入数倍量的乙醚(醇/醚法)或丙酮(醇/酮法),使皂苷沉淀析出,而脂溶性的树脂等杂质仍存在于母液中。

(2)一些生物碱的酸水提取液,加碱调节溶液至碱性,即可将生物碱从水中沉淀析出;黄酮、蒽醌等酸性成分的碱水提取液,可通过加酸使之沉淀析出;调节溶液 pH 至等电点使蛋白质沉淀的方法也属于此类。

(3)酸性化合物可做成钙盐、钡盐、铅盐等,碱性化合物可做成苦味酸盐、磷钼酸盐、雷氏盐等。得到的有机酸盐类可悬浮于水中或含水乙醇中,通入硫化氢气体进行复分解反应,使金属硫化物沉淀后,即可回收得到纯化的游离的有机酸类化合物。生物碱的盐类可悬浮于水中,加入无机酸,使有机酸游离后用乙醚萃取,然后碱化水层使生物碱游离,用有机溶剂萃取,回收溶剂即可得到纯化的碱性有机化合物。

(四)注意事项

沉淀过程中通常会夹带其他化合物,应注意沉淀的进一步纯化和分离。

四、分馏法

(一)概念

利用沸点不同进行分馏,然后精制纯化的方法称为分馏法。一般情况下,随分子量的增大,双键数目增多,沸点升高。

(二)原理

利用混合物中各种成分的沸点不同而进行分离的方法。

用分馏柱进行分馏,被分馏的溶剂在蒸馏瓶中沸腾后,蒸气从圆底烧瓶蒸发进入分馏柱,在分馏柱中部分冷凝成液体。此液体中由于低沸点成分的含量较多,所以其沸点也就比蒸馏瓶中的液体温度低。当蒸馏瓶中的另一部分蒸气上升至分馏柱中时,便和这些已经冷凝的液体进行热交换,使它重新沸腾,而上升的蒸气本身则部分地被冷凝,因此,又产生了一次新的液体-蒸气平衡,结果是蒸气中的低沸点成分又有所增加。这一新的蒸气在分馏柱内上升时,又被冷凝成液体,然后与另一部分上升的蒸气进行热交换而沸腾。由于上升的蒸气不断地在分馏柱内冷凝和蒸发,而每一次的冷凝和蒸发都使蒸气中低沸点的成分不断增多。因此,分馏柱内蒸气在上升过程中,类似于经过反复多次的简单蒸馏,蒸气中低沸点的成分逐步增多。

（三）步骤

对某一混合物进行加热,针对混合物中各成分的不同沸点进行冷却分离,使成相对纯净的单一物质。一般包括分馏和萃取等步骤。

（四）注意事项

混合物中各成分的沸点不同,热稳定性不同,应合理地进行利用。

五、硅胶吸附色谱法

（一）概念

固定相是硅胶,利用其对试样中各组分吸附能力的差异而实现分离的色谱法。

（二）原理

各种物质因在硅胶上的吸附力不同而得到分离,一般情况下极性较大的物质易被硅胶吸附,极性较弱的物质不易被硅胶吸附,整个层析过程为吸附→解吸附→再吸附→再解吸附。

（三）步骤

1. 装柱

操作要点:装柱前柱底要垫一层脱脂棉以防吸附剂外漏。有干法装柱和湿法装柱两种。

（1）干法装柱:将硅胶通过漏斗装入柱内,中间不应间断,形成一细流慢慢加入管内。也可用橡皮槌轻轻敲打硅胶柱使硅胶装填连续、均匀、紧密。柱装好后,打开下端活塞,然后加入洗脱剂洗脱以排尽柱内空气,并在柱内硅胶上方保持一定液面。

（2）湿法装柱:将最初准备使用的洗脱剂装入柱内,打开下端活塞,使洗脱剂缓慢流出。然后将硅胶与适量洗脱剂调成混悬液慢慢连续不断地倒入柱内,硅胶依靠重力和洗脱剂的带动,在柱内自由沉降,此间要不断把流出的洗脱剂加回柱内保持一定的液面,至把硅胶加完并在柱内沉降不再变动为止。然后在硅胶上面加一小片滤纸或少许脱脂棉。根据加样量控制硅胶上方的洗脱剂液面至一定高度。

2. 上样

将欲分离的样品溶于少量装柱时用的洗脱剂中,制成体积小、浓度高的样品溶液,加入色谱柱中硅胶面上。如样品不溶于装柱时用的洗脱剂,则将样品溶于易挥发的溶剂中,并加入适量硅胶(不超过柱中硅胶全量的 1/10)与其拌匀,除尽溶剂,将拌有样品的硅胶均匀地加到柱顶(始终保持洗脱剂有一定的液面),再覆盖一层硅胶即可。

上样时注意沿着柱内壁慢慢加入,始终保持硅胶上端表面平整;上样量为柱中硅胶量的 $1/60\sim1/30$。

3. 洗脱

洗脱剂的选用可通过薄层色谱筛选,在一般色谱柱上 Rf 为 $0.2\sim0.3$ 的溶剂系统是最佳的洗脱系统,可采用梯度洗脱法洗脱。

先打开柱下端活塞,保持洗脱剂流速 $1\sim2$ 滴/秒。上端不断添加洗脱剂(可用分液漏斗控制添加速度与下端流出速度相近)。如单一溶剂洗脱效果不好,可用混合溶剂(一般不超过三种溶剂)进行洗脱,通常采用梯度洗脱。洗脱剂的洗脱能力由弱到强逐步递增。

4. 收集处理

等份收集洗脱液,每份收集量大概与所用硅胶的量相当。每份洗脱液采用薄层定性检查,合并含相同成分的洗脱液。经浓缩、重结晶处理往往可得到某一单体成分。如仍为几个单体成分的混合物,则需要进一步层析或用其他方法进行分离。

(四)注意事项

(1)柱色谱分离能力比薄层色谱分离能力强,效果更好,尤其对结构相似、性质接近、采用薄层色谱难以分离的成分分离效果好。

(2)洗柱子能不用含水的混合溶剂,就尽量不要用。

六、大孔吸附树脂色谱法

(一)概念

大孔吸附树脂是一类不含交换基团且有大孔结构的高分子吸附树脂,具有良好的大孔网状结构和较大的比表面积,可以通过物理吸附和分子筛原理相结合的作用分离混合物。

(二)原理

大孔吸附树脂能借助范德华力、氢键等从溶液中吸附各种有机物质,其吸附能力不仅与树脂本身化学结构和物理性能有关,而且与溶质和溶液的性质有关。一方面,遵循"类似物容易吸附类似物"的原则:非极性树脂适合从极性溶液中吸附非极性物质;强极性树脂则相反;中等极性树脂,不但能从非水介质中吸附极性物质,而且能从极性介质中吸附非极性介质。另一方面,分子筛作用是由树脂本身的多孔性结构决定的,这些网状孔穴的孔径有一定范围,使得它们对被分离的物质根据其分子量不同而具有一定的选择性。

(三)步骤

中药提取液→通过大孔树脂→洗脱液→回收溶液→药液→干燥→半成品。

(四)注意事项

该类树脂在通常的储存及使用条件下性质十分稳定,不溶于水、酸、碱及有机溶剂,也不与它们发生化学反应。储存此种材料的温度不应高于 90 ℃,最高使用温度为 180 ℃。湿态 0 ℃以上保存。储存状态下保持包装密封完好,以防失水。如发生干燥失水,应以乙醇浸泡干态树脂 2 小时,用清水洗干净后再重新包装或使用。严防冬季将球体冻裂。如发现冻结现象,可于室温下缓慢融化。运输或储存过程中严防与有异味、有毒物品及强氧化剂混杂堆放。

七、离子交换色谱法

(一)概念

离子交换色谱法是利用离子交换树脂对各种离子的亲和力不同,从而使能离子化的化合物得到分离的方法。

(二)原理

离子交换色谱以离子交换树脂作为固定相,树脂上具有固定离子基团及可交换的离子基团。当流动相带着组分电离生成的离子通过固定相时,组分离子与树脂上可交换的离子基团进行可逆交换,组分离子因对树脂亲合力不同而得到分离。

(三)步骤

离子交换树脂的预处理→装柱→样品的交换→样品的洗脱→离子交换树脂的再生。

（四）注意事项

离子交换色谱的影响因素有被交换溶液的 pH、被交换物质在溶液中的浓度、交换温度、被交换离子的选择性、溶液中的溶剂。

八、高速逆流色谱法

（一）概念

高速逆流色谱是 20 世纪 80 年代发展起来的一种连续高效的液-液分配色谱分离技术，在没有固体填料的情况下利用液液两相的逆流分配，使混合物分离的色谱方法。

（二）原理

高速逆流色谱不使用固态固定相，而是利用离心力产生的恒定力场将固定相保留在由管道连接的一系列腔体中。固定相液体分散于众多的腔体单元中，流动相液体微滴不断通过固定相液体从而分离各个成分。在任意两相混合溶剂和任何 pH 条件下，都能进行正相和反相色谱分离。

（三）步骤

注入一个样品后，通过流动相带入逆流色谱仪中，使之广泛分布在一系列的管道腔体中，在其分配系数差异的基础上洗脱，同时各组分间在两相液体中相互分离。

（四）注意事项

高速逆流色谱的影响因素：留在管中固定相的量、转速、流速、温度。

九、超滤分离

（一）概念

超滤是指利用经特殊制造的微孔膜为分离介质，采用错流过滤的方式，依靠分离膜两侧的压力差为推动力，使药液中的小分子成分和溶剂透过分离膜，而大分子成分、微粒、细菌等被截留不能通过分离膜，从而在分子水平达到分离、分级、纯化和浓缩等目的的分离方法。具有不存在相的转换、不需加热、能量消耗少、操作条件温和、不必添加化学试剂、不损坏热敏药物等优点。

（二）原理

超滤的分离机制，主要是筛分机制，即膜表面的无数微孔将分子直径大于它们的不溶性微粒和可溶性大分子成分截留，而使分子直径较小的小分子和溶剂透过，从而达到分离的目的。

（三）步骤

膜的清洗→膜通过量的测定→α 淀粉酶活性及蛋白质含量测定→超滤→膜的清洗。

（四）注意事项

（1）样品通过膜分离之前，一定要经过预处理，去除悬浮颗粒杂质，达到澄清状态，以防堵塞膜孔。

（2）实验结束后，一定要对膜进行彻底清洗，并加入防腐剂保存，以防微生物滋生破坏膜的结构。

十、膜分离

（一）概念

膜分离是一种新型分离技术，它利用经特殊制造的具有选择透过性的薄膜，在外力推动下对混合物进行分离、分级、提纯和浓缩等操作,以获取需要的物质的分离方法。

（二）原理

膜分离主要有两种原理:一是依靠分离膜上的膜孔,利用待分离混合物在各组成分质量、体积大小和几何形状的差异,用过筛的方法使大于微孔的组分很难通过,而小于微孔的组分很容易通过,从而达到分离的目的,微滤、超滤、纳滤和渗析一般采用该原理分离混合物;二是依靠分离膜组成材料的理化性质,利用待分离混合物各组分对膜亲和力的差异,用扩散的方法使那些与膜亲和性很大的成分,能溶解于膜中并从膜的一侧扩散到另一侧,而与膜亲和性小的成分,很难通过扩散作用透过膜,从而达到分离的目的,反渗透、气体分离、液膜分离、渗透蒸发等膜分离过程一般属于该原理。

（三）步骤

膜分离过程主要有反渗透、超滤、微滤、电渗析、压渗析、气体分离、渗透汽化和液膜分离等。

（四）注意事项

膜分离法的影响因素:膜结构参数、膜材质、膜孔径、中药水提取液体系性质、药液预处理、药液浓度、加水量、操作参数(膜面流速、压力、过滤温度)。

膜分离时,不可能存在普遍适用的过程参数。对于不同的体系,在使用膜过滤前均应对分离过程进行优化,筛选出最适宜的膜分离条件,以达到理想的分离纯化效果。

李春燕(内蒙古医科大学)

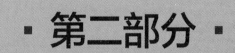

·第二部分·
天然药物化学实验实例

实验一 薄层板的制备及薄层色谱、纸色谱、柱色谱的应用

一、实验目的

（1）掌握薄层板的制备及薄层色谱、纸色谱的基本方法。

（2）掌握使用薄层色谱法、纸色谱法鉴别天然药物中的化学成分的方法。

（3）掌握柱色谱法分离天然药物的化学成分的方法。

二、色谱分类与应用概述

按照操作形式可将色谱法分为平板色谱法和柱色谱法两大类，平板色谱法又可分为薄层色谱法和纸色谱法。

薄层色谱法是一种吸附色谱法，它是将吸附剂均匀地涂布于平面载体（玻璃板、塑料膜、铝箔等）的表面，展开剂借助毛细管作用流经固定相，使混合组分分离并保留在固定相上，然后通过定位、显色确定样品斑点的位置，根据斑点的位置，计算 Rf 可以进行定性分析，根据斑点的峰面积或峰高可以进行定量分析。

三、一般操作技术

（一）薄层板的制备

薄层板一般分为不含黏合剂的软板和含黏合剂的硬板两种。常用的固定相吸附剂有硅胶、氧化铝、聚酰胺。

1. 不加黏合剂薄层板的涂布法

（1）氧化铝薄层：将吸附剂置于薄层涂布器中，调节涂布器高度，向前推动，即得均匀薄层。也可以按照下述简易操作手动铺制薄层软板：取表面光滑、直径均一的玻棒一支，依据所制备薄层板的宽度、厚度要求，在玻棒两端套上厚度为 0.3～1 mm 的塑料圈或金属环，以使玻棒向前推动时能保持平衡。操作时，将氧化铝粉均匀地铺在玻璃板上，手持玻棒自一端向另一端匀速推动即得。

（2）纤维素薄层：一般取纤维素粉一份加水约五份，在乳钵中混合均匀后，倒在玻璃板上，轻轻振动，使涂布均匀，水平放置，待水分蒸发至近干，于 98～102 ℃干燥 30～60 分钟即得。

（3）聚酰胺薄层：取绵纶 1 g，加甲酸 5 mL，在水浴中加热使溶，再加乙醇 6 mL，继续加热使完全溶解成透明胶状溶液。将适量此溶液倒在水平放置的玻璃板上，待其稍固化后就放在已被水汽饱和的容器内数小时，待薄层完全固化发白，用水冲洗甲酸，然后用蒸馏水冲洗即得。制备好的薄层板先在空气中干燥，后在烘箱中 105 ℃恒温加热活化 30 分钟，冷却后置干燥器中储存备用。

2. 加黏合剂薄层板的涂布法

（1）硅胶 G 薄层：取硅胶 G 或硅胶 GF 1 份，置乳钵中，加水约 5 份研磨均匀，放置片刻，随即用药匙取一定量。分别倒在一定大小的玻璃片上（或倒入涂布器，推动涂布），均匀涂布成 0.25～0.5 mm 厚度，轻轻振动玻璃板，使薄层板平面平整均匀，水平放置，待薄层板发白近干，于烘箱中 110 ℃烘干活化 1～2 小时，活化烘干温度时间可依需要调整，冷后储于干燥器内

备用。一般鉴定水溶性成分或一些极性大的成分时,所用薄层板只在空气中自然干燥,不经活化即可储存备用。

(2)硅胶(H)羧甲基纤维素钠(CMC-Na)薄层:取硅胶 H 1 份,置乳钵中,加羧甲基纤维素钠溶液约 3 份,研磨成稀糊,照硅胶 G 薄层涂布法制备薄层板,水平放置,自然晾干后再烘干活化储存备用。

氧化铝 G 薄层,氧化铝羧甲基纤维素钠薄层的制备方法同上,一般所需氧化铝量比硅胶稍多。

硅胶烧结薄层采用硅胶细粉混合一定量玻璃细粉,涂布在玻璃板上,在高温下薄层烧结在玻璃板上,一般薄层厚度 0.25 mm,薄层用后经过处理,可以多次重复使用。

羧甲基纤维素钠溶液一般用 0.3%～1% 浓度,宜预先配制,静置后取其上层澄清液,所制备的薄层表面较为细腻平滑。

(二)点样

在薄层板表面距底边 1～2 cm 的位置用铅笔轻绘一条起始线,用管口平整的毛细管或微量注射器轻触起始线上的点样点,尽量做到每次少量点样待干后,再继续点样,斑点直径以 2～3 mm 为宜,一般不得超过 5 mm,以免由于扩散使斑点太大而产生拖尾现象,各斑点之间距离为 1～2 cm。

(三)展开剂选择的方法

展开剂是一种溶剂系统,由单一或混合溶剂组成。在选择展开剂时应同时考虑被测物质的性质、吸附剂的活性及展开剂的极性三个因素。

多元混合展开剂中,不同的溶剂起不同的作用。一般占比较大的溶剂起到溶解待测组分和分离的作用,占比较小的溶剂则起到调整改善分离物质的 Rf 的作用,有时少量的酸或碱可以使某些极性物质的斑点集中,提高分离度。通常,检定纯化合物时,Rf 最好在 0.4～0.6 之间。

(四)展开方式

1.单向展层

展开剂沿一个方向通过薄层板,使混合样品得到分离的展开方式。又可分为一次单向法和多次单项法(递次单项法)两种。

一次单向法是只用一种展开剂进行展开,展开期间不停顿。

多次单项法(递次单项法)是指先用一种展开剂展开,至薄层板一半距离时停止,挥干溶剂,再在同一方向用同一种或另一种展开剂展开,这种方法适用于不易分离的组分的分离。

2.双向展层

先用一种展开剂沿 X 轴方向展开,挥干溶剂后再换另一种展开剂沿 Y 轴方向展开。这种方法常用于某些复杂成分或 Rf 较小的成分的展开。

四、薄层色谱应用实例

(一)定性点滴反应

取制备好的硅胶 CMC-Na 薄层板一块,用铅笔轻绘 6×6 表格,并标注样品号及试剂号(如下表),另取样品 1(芦丁甲醇溶液)、2(苦参碱乙醇溶液)、3(甘草次酸乙醇溶液)、4(原儿茶酸乙醇溶液)、5(薄荷油),分别滴于硅胶薄层板上相应的格内,然后将显色试剂 1(碘化铋钾试液)、2(三氯化铁乙醇溶液)、3(三氯化铝乙醇溶液)、4(香草醛-浓硫酸溶液)、5(醋酐-浓硫酸试液)分别滴于相应的格内,观察并记录其变化。

	试剂 1	试剂 2	试剂 3	试剂 4	试剂 5
样品 1					
样品 2					
样品 3					
样品 4					
样品 5					

（二）鉴别中草药中的化学成分

取氧化铝薄层软板,在距底边 1.5 cm 处用毛细管轻压一条起始线,用点样毛细管将样品 1(氧化苦参碱的氯仿溶液)、2(苦参提取的总生物碱氯仿溶液)分别轻点于氧化铝薄层软板上,以氯仿-甲醇(19:1)为展开剂近水平上行展开,当展开剂攀升至近薄层软板前沿时,取出薄层软板趁湿喷碘化铋钾,观察并记录其变化。

五、纸色谱原理、一般操作及运用

纸色谱是一种以滤纸为支持物,以纸上吸附的水为固定相的分配色谱法。

1. 样品及标准品溶液的制备

一般配成 1 mg/mL 浓度的溶液。

2. 滤纸条的准备

取 2 条 30 cm 长的层析用纸(长短可以根据分离需要和仪器设备情况而定,纸的宽度根据所点样品个数而定),在距纸条一端约 2 cm 处用铅笔轻绘一条起始线以供点样用,纸条另一端近边缘的中心位置剪一小孔,供悬挂纸条时用。

3. 点样

用点样毛细管(管口要平整)滴加样品(约 3 滴),注意每次滴加后晾干,再继续滴加,直径一般不得超过 0.5 cm,以免扩散太大而产生拖尾现象,各点间距离约为 2 cm。

4. 展开

将点样后的滤纸条垂直挂在密闭的层析筒内,将固定相倒入放在层析筒内的一个小溶剂皿内,饱和(一般是将展开剂中两相分开,用水相饱和,用有机相展开),将滤纸条浸入溶剂中展开。注意勿使溶剂浸没点样处,待溶剂扩展至近滤纸条上端时,可将滤纸条取出,用铅笔画下溶剂扩展前沿,放平后喷雾显色。计算 Rf,并进行对照。

固定相:滤纸中所含的水分(一张看起来干燥的滤纸,其中含有 6%～7% 的水分,若将它置于饱和的水蒸气中,可吸收达 20%～25% 的水分),或含有被浸入的其他物质。

展开相:要求被分离的物质在该相中的 Rf 之差大于 0.05,以免斑点重叠。检定纯化合物时,Rf 在 0.4～0.6 之间。

通常是将两种互不相溶的溶剂,如水、乙醇、醋酸、氢氧化铵等和石油醚、氯仿、正丁醇等充分混合,静置分层,用上层或下层澄明液作为展开相。

六、柱色谱原理、一般操作及运用

柱色谱可分为吸附柱色谱法和分配柱色谱法,前者常用的吸附剂有氧化铝、硅胶、活性炭、聚酰胺等,后者常用的支持剂有硅胶、纤维素粉、硅藻土等。

（一）吸附柱色谱

吸附柱色谱法是利用吸附剂对混合物中各组分的吸附力不同而在柱上达到分离的色谱法,硅胶柱色谱和氧化铝吸附柱色谱较为常用。

1. 硅胶或氧化铝粒度的选择

一般用 100～200 目,氧化铝活度一般用 Ⅰ 级、Ⅱ 级,用量为样品量的 20～50 倍,对烃类化合物如挥发油中的萜烯,因吸附力较弱,可增至 100～200 倍。硅胶的吸附能力较弱,活度一般用 Ⅱ 级,用量为样品量的 30～60 倍,较难分离者有时可用到 500～1000 倍。总之,当被分离的物质极性较小,组分数目又多,性质又相近时,吸附剂的用量要大些,否则可以减少。

2. 色谱柱的选择

一般选用长度与直径比为(20～30)∶1 的色谱柱,常用的色谱柱规格如下:

长度/cm	10	15	30	45	60	75	90	120
直径/cm	0.5	1.0	1.5	2.0	3.0	4.0	6.0	8.0

3. 装柱

装柱的方法有干法和湿法两种。

干法装柱:直接将吸附剂倒入色谱柱中,并通过适当振动以驱走吸附剂中的空气,使柱床均匀、致密,不留有气泡或"暗沟"。

湿法装柱:一般先量取一定体积(V_0)的溶剂(尽可能选用非极性溶剂)装入色谱柱中,稍稍打开底部的活塞,使溶剂缓缓滴入一刻度量筒中,同时将吸附剂慢慢加入,一边沉降,一边加入,至加完为止。当吸附剂全部沉降,放出多余的溶剂至液面与柱床顶端表面一致时,关闭活塞,测量流出溶剂体积(V_1),$V_0 - V_1 = V_2$,V_2 是色谱柱内保留的溶剂体积,在进行洗脱层析时,通过 V_2 可以知道什么时候开始收集流份,以及新换的洗脱剂大致从哪一流份开始。

4. 上样

样品上柱方法有两种。一种是将样品溶解于适当的有机溶剂中,制成样品溶液,加到柱床顶端,然后打开柱子的活塞,使样品全部浸入柱内,再用新鲜样品的溶剂冲洗容器壁几次,最后加入少量吸附剂和一小块棉花。所用的有机溶剂要求:能溶解混合物中各组分,极性尽可能小,配成尽可能浓一些的样品溶液。由于实际操作中往往很难选到符合上述要求的有机溶剂,因而常采用另一种方法:将样品溶解于有机溶剂中,置于小蒸发皿中,加入少量吸附剂(为所用吸附剂全量的 1/20～1/10),在红外灯下边加热边搅拌,直至溶剂挥发完毕,再将此拌有样品的吸附剂均匀地加在柱床顶端,然后加入少量吸附剂和棉花。

5. 洗脱

洗脱的方法有两种,一是经典法,二是洗提法。经典法是加入洗脱剂,由色谱柱的顶端流至柱底时,"显谱"即算完成,用压缩空气缓缓推出吸附层,被分开的各成分如有颜色,可根据不同颜色切割,如无颜色,可根据荧光或显色剂来判断各成分在吸附层上的位置。该法在 1965 年以后被发展成"干柱"层析,"干柱"色谱可以直接引用薄层色谱的条件,而分离效果与薄层色谱相当,被广泛应用于天然化合物的制备性分离。"干柱"色谱需要用降低活性的吸附剂,硅胶多用 Ⅱ～Ⅲ 级,氧化铝多用 Ⅲ～Ⅳ 级,吸附剂的颗粒直径要小,直径范围窄,易于分离的样品($\Delta Rf > 0.1$)用 100～200 目,难以分离的样品($\Delta Rf \leqslant 0.1$)用 200～300 目或 300～400 目,活性较低的吸附剂在装柱前可不用展开剂饱和,若硅胶活性高到 Ⅱ 级,氧化铝活性高到 Ⅲ 级,在吸附剂内则应预先加入体积为吸附剂重量的 10% 的展开剂,震颤均匀,平衡 4～6 小时,然后装柱,柱管用适当长度的尼龙带(展层后便于切割)。吸附剂的用量为样品量的 70～300 倍,将尼龙带的折痕用热水处理使之消失,干燥后封闭一端,塞进一小团玻璃纤维或精制棉,在柱的底端用针刺几个小孔,将吸附剂通过漏斗迅速装入柱中,装至柱的 4/5 时,用手捏住尼龙带的上端进行离心甩动,务必使色谱柱坚实平整无孔隙,这对"干柱"色谱是至关重要的。

样品上柱方法与前述层析相同,展开剂可用薄层色谱条件,展层后被分开的各成分在吸附层上的位置,可根据颜色或荧光或用显色剂来判断,也可利用薄层上所测定的 Rf 来判断。切割所需要的部位,用溶剂溶出其中成分,再用薄层色谱鉴定。

洗提法不需要推出吸附层,而是依次用极性由小到大的溶剂洗脱,分别洗出被吸附的物质,按一定体积分别收集洗脱液,浓缩,经 TLC 检查,成分相同者合并,经重结晶,有可能得到纯品。

在洗脱过程中,如果要改变溶剂的极性,要避免从一种溶剂直接换成另一种溶剂(尤其是使用硅胶或氧化铝时),因为这样做,柱床往往会出现"缝隙",这是由硅胶或氧化铝与溶剂混合时,吸附剂被溶剂溶化,生成一种弱键而放热所致。

(二)分配柱色谱法

分配柱色谱法是利用混合物中各成分在固定相和流动相间的分配系数不同,将混合物中各成分分开,分配柱色谱的分离效率高,是最有效的分离方法之一。

1. 装柱

分配柱色谱的装柱比吸附柱色谱麻烦,装柱前将固定相(如水或其他极性溶剂)与支持剂(如硅胶)混合,抽滤除去多余的固定相,倒入流动相中,剧烈搅拌,使两相互相饱和平衡,然后在色谱柱中加入已用固定相充分饱和的流动相,按湿法装柱,倒入上述吸附固定相的支持剂,不断轻敲管壁,使柱床均匀紧密,并放出多余的流动相。

2. 上样

样品上柱方法有三种:①先将样品溶于少量流动相(配液)中,再用吸管小心加到柱床顶端;②样品溶液用少量含固定相的支持剂吸收,待溶液挥散后,加于柱床顶端;③用一块比色谱柱直径略小的圆形滤纸吸收样品溶液,挥散溶剂后,放在柱床顶端。洗脱液的收集和处理,与吸附柱色谱相同。

无论干法装柱还是湿法装柱,均需在装入吸附剂前用一小团玻璃纤维或精制棉装入层析管下端。

分配柱色谱法使用的两相溶剂必须事先相互饱和,至少流动相应先用固定相饱和后才能使用,否则在以后洗脱时,当通过大量流动相时,就会把支持剂中的固定相逐渐溶解,最后只剩下支持剂,就不能称为分配色谱了。

李春燕(内蒙古医科大学)

实验二　大黄中蒽醌类成分的提取、分离和鉴定

一、实验目的

（1）掌握大黄中蒽醌苷的水解方法。

（2）掌握薄层色谱展开剂、硅胶柱色谱溶剂系统的确定方法。

（3）掌握硅胶薄层板的制备及硅胶薄层色谱在蒽醌鉴定中的应用。

（4）掌握 pH 梯度萃取及硅胶柱色谱在游离羟基蒽醌分离中的应用。

二、大黄主要成分的结构及性质

大黄始载于《神农本草经》，为蓼科植物掌叶大黄 *Rheum palmatum* L.、唐古特大黄 *Rheum tanguticum* Maxim. ex Regel 或药用大黄 *Rheum officinale* Baill. 的干燥根和根茎。具有清热泻火、凉血解毒、逐瘀通经、利湿退黄之功效。含有蒽醌、吡喃酮、苯丁酮类、酰基糖苷、二苯乙烯类、鞣质等化学成分，其中蒽醌类成分是大黄中的一类重要活性成分。

大黄中的蒽醌有单蒽核和双蒽核两种类型，以游离状态或与糖结合成苷的形式存在。双蒽核的有番泻苷 A、B、C、D（sennoside A、B、C、D）及其苷元，单蒽核的主要有大黄酚（chrysophanol）、大黄素甲醚（physcion）、大黄素（emodin）、芦荟大黄素（aloeemodin）、大黄酸（rhein）及其葡萄糖苷等。

大黄酸　R_1＝COOH，R_2＝H

大黄酚　R_1＝H，R_2＝CH$_3$

大黄素　R_1＝OH，R_2＝CH$_3$

大黄素甲醚　R_1＝OCH$_3$，R_2＝CH$_3$

芦荟大黄素　R_1＝CH$_2$OH，R_2＝H

大黄酚：长方形或单斜形结晶（乙醚或苯），能升华。几乎不溶于水，难溶于石油醚，微溶于冷乙醇，溶于苯、氯仿、乙醚、冰醋酸及丙酮中，易溶于沸乙醇、氢氧化钠溶液。

大黄素：橙色针状结晶（乙醇），几乎不溶于水，溶于碳酸钠溶液、氨水、氢氧化钠溶液、乙醇、甲醇、丙酮，乙醚中溶解度为 0.14%，氯仿中溶解度为 0.078%。

大黄素甲醚：金黄色针晶，几乎不溶于水、碳酸钠溶液，微溶于乙酸乙酯、甲醇、乙醚，溶于苯、吡啶、氯仿、氢氧化钠溶液。

芦荟大黄素：橙色针状结晶（甲苯），略溶于乙醇、苯、氯仿、乙醚、石油醚，溶于碱水和吡啶，易溶于热乙醇、丙酮、甲醇、稀氢氧化钠溶液。

三、实验原理

大黄中的主要成分为蒽醌类化合物，且主要以苷的形式存在，如大黄酚葡萄糖苷、大黄素葡萄糖苷、大黄酸葡萄糖苷、芦荟大黄素葡萄糖苷等。在酸性条件下，蒽醌苷可水解为游离的羟基蒽醌，因含有 β-酚羟基、α-酚羟基、羧基等基团，表现出一定的酸性，故可利用其酸性不同进行分离；结构中除了酚羟基、羧基之外，还含有甲基、甲氧基、羟甲基等，表现为不同的极性，故还可利用硅胶吸附柱色谱进行分离。

四、实验材料

1. 药材及试剂

大黄、石油醚、乙酸乙酯、冰醋酸、乙醚、氢氧化钠、碳酸钠、碳酸氢钠、20%硫酸、0.4%羧甲基纤维素钠溶液、95%乙醇、硅胶 G 薄层板、薄层色谱硅胶 G、柱色谱硅胶 G、浓盐酸、醋酸镁、甲醇、浓氨水、DMSO-d_6。

2. 玻璃器皿

分液漏斗、抽滤瓶、布氏漏斗、层析缸、圆底烧瓶、球形冷凝管、玻棒、带塞三角瓶、点样毛细管、色谱柱、样品管(4.2 mm×18 mm)。

3. 设备

电热套、真空泵、通风橱、旋转蒸发仪、水浴锅、烘箱、铁架台、铁夹、胶管、电子天平、核磁共振波谱仪。

五、实验方法

(一)大黄中蒽醌类化合物的水解

称取大黄 10 g,置于 500 mL 的圆底烧瓶中,加入 100 mL 20%的硫酸,加热回流水解 1 小时,减压抽滤,滤渣水洗至近中性,60～70 ℃干燥,备用。

注意事项:在水解过程中,加热不可太剧烈,保持微沸,以防原料炭化。

(二)游离羟基蒽醌的提取

1. 乙酸乙酯提取液的制备

将干燥后的滤渣置于圆底烧瓶中,加入 100 mL 乙酸乙酯加热回流提取 1 小时,减压抽滤,滤液备用。

2. 样品乙醚溶液的制备(选做)

将干燥后的滤渣置于圆底烧瓶中,加入 100 mL 95%的乙醇加热回流提取 1 小时,减压抽滤,滤液回收乙醇至无醇味,置于分液漏斗中用乙醚萃取 3 次,每次 30 mL,合并乙醚层。

注意事项:回流提取不要太剧烈,保持微沸,且实验过程中严禁明火。回收乙醇可采用旋转蒸发仪减压回收或常压回收。常压回收时为防止暴沸可加入沸石。

(三)铺板

称取薄层色谱硅胶 G 10 g 于乳钵中,加入 30 mL 0.4%的羧甲基纤维素钠溶液,研磨,均匀涂布在玻璃板上,自然干燥,用前 105 ℃活化 30 分钟。

注意事项:硅胶在研磨过程中应排尽起泡;若有气泡排不出,可滴加 1 滴无水乙醇作为消泡剂。

(四)薄层色谱定性分析

薄层板:硅胶 G 薄层板,105 ℃活化 30 分钟。

样品:大黄素,大黄酸,芦荟大黄素,大黄酚,大黄素甲醚,乙酸乙酯提取液。

展开剂:石油醚-乙酸乙酯-冰醋酸(9:2:0.02 或 9:1:0.02)。

显色:肉眼观察,或氨熏或喷 0.5%的醋酸镁甲醇溶液,90 ℃加热 5 分钟显色。

绘图:记录标准品及样品中各点在上述两种展开剂中的 Rf、颜色。根据样品在上述两种展开剂中的分离情况、Rf,讨论如何选择薄层色谱中的展开剂。

注意事项:同等点样量的条件下斑点尽可能小,展开后的薄层板从层析缸中取出后,尽快标记溶剂前沿。

(五)硅胶柱色谱分离大黄酚

洗脱剂的选择:将乙酸乙酯提取液点于硅胶板上,石油醚-乙酸乙酯(40:1)展开,取出标

大黄

石油醚-乙酸乙酯-冰醋酸

记溶剂前沿,计算 Rf(大黄酚的 Rf 应在 0.2～0.3 之间)。

拌样:取 1.0 g 柱色谱硅胶 G 于小烧杯中,边搅拌边缓缓倒入 50 mL 乙酸乙酯提取液至硅胶颜色均一,然后用旋转蒸发仪回收溶剂,烘箱 70 ℃干燥。

拌样

装柱:称取柱色谱硅胶 G(100～200 目)15 g,于 100 mL 烧杯中加入 50 mL 石油醚-乙酸乙酯(40∶1),混匀,打开柱旋塞,尽量均匀地将硅胶倾入色谱柱中,硅胶慢慢沉降,直至硅胶完全沉降,等到溶剂液面与硅胶表面相齐时,关闭活塞。用收集的石油醚-乙酸乙酯(40∶1)反复冲洗硅胶柱 1～2 个柱体,整平硅胶层表面,备用(防止色谱柱中气泡和断层的产生)。

上样:称取硅胶 G 0.2 g,打开色谱柱旋塞,溶剂液面高于硅胶表面 0.2 cm 时关闭旋塞。将硅胶 G 沿玻棒加入色谱柱中,用吸耳球轻轻敲打色谱柱外壁,使样品平铺在硅胶柱中,上部再加一层石英砂。

洗脱:开始用石油醚-乙酸乙酯(40∶1)洗脱时,柱子中洗脱剂的加入遵循少量多次的原则,等到加入的洗脱剂已无明显的颜色时,加入大量洗脱剂洗脱。至样品黄色前沿到柱底 1 cm 处时,换成试管分别收集,每管 5 mL,共收集 10 管结束。

检测(TLC 鉴定):将收集的 10 管样品分别点于硅胶 G 薄层板(10 cm×10 cm)上。展开剂:石油醚-乙酸乙酯-冰醋酸=9∶1∶0.02。绘图,记录各斑点的 Rf,将 Rf 相同的各试管洗脱液合并,回收溶剂,乙醇重结晶可得大黄酚。

洗脱

(六)pH 梯度萃取分离大黄酸、大黄素(选做)

1. 萃取

游离羟基蒽醌的乙醚提取液 100 mL 置于分液漏斗中,用 5% NaHCO₃ 萃取 3 次,每次 30 mL,合并碱水层;乙醚层继续用 5% Na₂CO₃ 溶液萃取 3 次,每次 30 mL,合并 Na₂CO₃ 层;将上述两种碱水层分别用浓盐酸调 pH 2～3 后用乙酸乙酯萃取,得大黄酸的乙酸乙酯溶液、大黄素的乙酸乙酯溶液,流程如下。

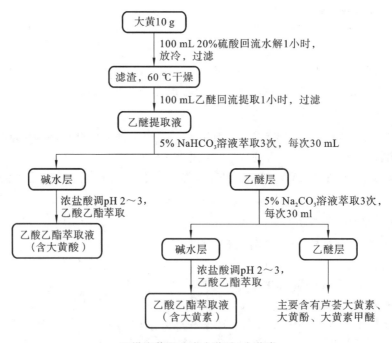

pH 梯度萃取分离大黄酸、大黄素

2. TLC 鉴定

将上述大黄酸的乙酸乙酯溶液、大黄素的乙酸乙酯溶液及萃取后剩余的乙醚溶液点样、硅胶薄层展开(展开剂:石油醚-乙酸乙酯-冰醋酸(9∶2∶0.02)),取出,氨熏或喷 0.5% 的醋酸镁甲醇溶液加热显色,绘图,记录斑点的颜色及 Rf。

（七）蒽醌类成分的鉴定

1. TLC 鉴定

薄层板:硅胶 G 薄层板,105 ℃活化 30 分钟。

样品:大黄酚、大黄酸溶液、大黄酚标准品、大黄酸标准品点到同一薄层板上。

展开剂:石油醚-乙酸乙酯-冰醋酸(9∶2∶0.05)、石油醚-甲酸乙酯-甲酸(15∶5∶1)、甲苯-甲酸乙酯(5∶4)。

显色(同上),观察三种展开剂展开后斑点情况,绘图,根据 TLC 结果分析所得样品的纯度。

2. ^{1}H-NMR 鉴定

将制得的大黄酚用 DMSO-d_6溶解后,于核磁共振波谱仪(500 MHz)测定其氢谱图。分析谱图鉴定结构。

六、预习要求、思考题

氢谱图

（一）预习要求

（1）大黄中游离羟基蒽醌的结构及性质。

（2）硅胶柱色谱的操作要点及注意事项。

（二）实验报告要求

实验报告包括实验目的、实验原理(自己总结)、实验材料、实验步骤、实验结果及分析、实验讨论。实验结果应包括薄层色谱定性分析的两个色谱图、柱色谱检测的色谱图、pH 梯度萃取检测的色谱图、TLC 鉴定中 3 种展开剂的色谱图。

（三）思考题

实验二
思考题答案

（1）在 TLC 定性分析中,应用了石油醚-乙酸乙酯-冰醋酸(9∶2∶0.02 和 9∶1∶0.02)两种展开剂,你认为哪种更合适？为何？

（2）硅胶柱色谱中如何选择洗脱剂？后续操作中如何把大黄素、芦荟大黄素、大黄酸从色谱柱中洗脱下来？

（3）如果系统地分离大黄中的 5 种游离的羟基蒽醌,应选用硅胶柱色谱、pH 梯度萃取,还是两者联合使用？

七、记录及实验报告

（一）记录要求

所有观察到的现象、所得成分的重量、实验时间、原始数据、操作方法和步骤,以及最终的薄层鉴定的 TLC 色谱图绘制到实验记录本上,计算得到的不同展开剂的 Rf 及颜色应列表表示。图表、数据应真实、可靠、规范。

（二）实验报告

实验报告要求包含以下项目:实验目的、实验原理、简要的实验方法步骤(可用流程图的形式展示),尤其重在描述实验现象、实验结果、实验结果的分析和讨论,以及实验结论等。

此外还可包括注意事项、附录部分(如产物的色谱和波谱分析的打印报告)等。

费洪荣(山东第一医科大学)

实验三　虎杖中蒽醌类成分的
提取、分离和鉴定

一、实验目的

（1）掌握用有机溶剂提取有效成分的一般方法。

（2）掌握用 pH 梯度萃取法分离不同酸度的游离羟基蒽醌的流程。

（3）掌握羟基蒽醌的理化鉴定及层析鉴定方法。

（4）熟悉制备薄层法操作。

二、虎杖中主要成分的结构及性质

虎杖 *Polygonum cuspidatum* Sieb. et 2ucc. 为蓼科多年生草本植物，产于陕西南部、甘肃南部、华东、华中、华南、四川、云南及贵州等地，生于山坡灌丛、山谷、路旁、田边湿地。其根及根茎可作药用，有清热、活血、散瘀、通经、镇咳等功效，民间常用作消炎、杀菌、利尿、镇咳的药物，亦可外用治疗烧烫伤、跌打损伤、痈肿疮毒、毒蛇咬伤等。

虎杖

（一）蒽醌衍生物

虎杖含羟基蒽醌 $0.1\%\sim0.5\%$，主要是大黄素（emodin）、大黄酚（chrysophanol）、大黄素甲醚（physcion）、大黄素甲醚 8-O-D-葡萄糖苷和大黄素 8-O-D-葡萄糖苷等，这些是抗菌消炎的有效成分。

大黄素为橙色针状结晶（乙醇），几乎不溶于水，易溶于乙醇、甲醇、丙酮，在乙醚中的溶解度为 0.14%，氯仿中为 0.078%。大黄素含有一个 β-酚羟基和两个 α-酚羟基，可溶于碳酸钠溶液、氨水、氢氧化钠溶液。

大黄酚为金黄色片晶（丙酮）或针晶（乙醇），能升华，几乎不溶于水，难溶于石油醚，略溶于冷乙醇，溶于苯、氯仿、乙醚、冰醋酸及丙酮中，易溶于沸乙醇。大黄酚含有两个 α-酚羟基，酸性弱于大黄素，可溶于氢氧化钠溶液。

大黄素甲醚为金黄色针晶，几乎不溶于水，微溶于乙酸乙酯、甲醇、乙醚，溶于苯、吡啶、氯仿。大黄素甲醚含两个 α-酚羟基，可溶于氢氧化钠溶液，几乎不溶于碳酸钠溶液。

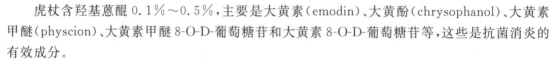

大黄素　　　　　　　　大黄酚　　　　　　　　大黄素甲醚

（二）二苯乙烯类成分

此类成分具有二苯乙烯基本母核，在紫外光下显天蓝色荧光，主要有白藜芦醇及白藜芦醇苷。白藜芦醇可溶于醇、乙醚、碱水，难溶于水。白藜芦醇苷可溶于热水、醇、碳酸钠，难溶于乙醚。

$$\text{HO}\overset{}{\bigcirc}\overset{H}{\underset{C}{C}}=\overset{C}{\underset{H}{C}}\bigcirc\overset{OH}{\underset{OR}{}}$$

白藜芦醇　　　　　　R=H
白藜芦醇苷　　　　　R=glc

虎杖中还含有鞣质、β-谷甾醇及一些亲脂性成分。

三、实验原理

本次实验以虎杖为原料,提取、分离其中的游离羟基蒽醌。游离羟基蒽醌及其苷、二苯乙烯类成分等均可溶于乙醇,因此可用乙醇回流提取;利用游离羟基蒽醌可溶于乙醚,蒽醌苷类等水溶性成分难溶于乙醚的性质,用水、乙醚作两相溶剂萃取,分离苷和苷元;利用各游离蒽醌酸性不同,用 pH 梯度萃取法分离:含羧基或两个 β-酚羟基的,可用 $NaHCO_3$ 溶液萃取;含一个 β-酚羟基的,可用 Na_2CO_3 溶液萃取。含两个 α-酚羟基的,可用 NaOH 溶液萃取。

此外,也可用制备薄层法分离各游离蒽醌成分。

四、实验仪器和材料

仪器:水浴锅,1000 mL 圆底烧瓶,玻棒,球形冷凝管,蒸馏头,直形冷凝管,真空接收管,500 mL 分液漏斗,500 mL 具塞锥形瓶,烧杯,纱布,布氏漏斗,硅胶 G-CMC-Na 板(10 cm×10 cm 或 10 cm×5 cm),制备薄层板(硅胶 G-CMC-Na(20 cm×20 cm,厚 0.5 cm)),毛细管(粗、细,分别用于薄层鉴定和制备薄层),不锈钢牛角铲,滤纸,沸石,紫外灯。

材料:虎杖粗粉,95％乙醇,蒸馏水,乙醚(或乙酸乙酯、二氯甲烷、氯仿),$NaHCO_3$,Na_2CO_3,NaOH,pH 试纸,浓氨水,浓盐酸。薄层展开剂:正己烷-乙酸乙酯-冰醋酸(4:2:0.1)。

对照品:大黄素、大黄酚、芦荟大黄素、大黄素甲醚。

五、实验方法

(一)乙醇总提取物的制备

取虎杖粗粉 200 g,置 1000 mL 烧瓶中。加 95％乙醇回流提取 2 次(500 mL,1 小时;300 mL,30 分钟),纱布过滤(药渣弃去)。

所得滤液合并,加沸石适量,常压下回收乙醇至糖浆状(约 40 mL),趁热转入烧杯中。用少量热乙醇洗涤烧瓶,洗液并入烧杯。水浴加热挥发乙醇至无醇味,即得乙醇总提取物,称重。

注意事项:常压回收乙醇时,要预先放沸石;回收的乙醇可收集并倒入指定容器中,严禁倒入下水道;乙醇总提取物挥尽乙醇后,可继续水浴加热挥发部分水分,或置小烧杯中放置约一周,使成为可流动的黏稠膏,以便于下一步萃取操作;在萃取之前,一定要将乙醇挥发干净,否则会带进较多醇溶性杂质。

(二)总游离蒽醌的提取

取乙醇总提取物,置烧杯中,倒入 50 mL 乙醚(或乙酸乙酯、二氯甲烷、氯仿),用玻棒充分搅拌均匀,倾出乙醚层。再用乙醚重复萃取 4 次,每次用量 50 mL。合并乙醚萃取液,过滤,滤液转移至具塞锥形瓶中,密闭。即为含总游离蒽醌的乙醚萃取液。

注意事项:乙醚、乙酸乙酯等有机溶剂易挥发、易燃烧,所以实验过程中严禁明火。

乙醇
总提取物

（三）游离蒽醌成分的分离

上述所得乙醚萃取液，保留 2 mL 用作薄层鉴定，保留 40 mL 用作制备薄层。剩余全部转入 500 mL 分液漏斗中，以不同碱液按由弱至强的顺序依次萃取。

先以 5% $NaHCO_3$ 溶液（配后测定 pH）萃取（40 mL×3 次），萃取时注意观察颜色变化。若第一次萃取分层不明显，可酌情增大碱液的用量。合并 $NaHCO_3$ 萃取液，水浴上挥尽残留的少量乙醚，小心滴加浓盐酸至 pH＝2，放置析出沉淀，抽滤，水洗至（滤液）中性，得沉淀 I，主要为大黄酸等含—COOH 的羟基蒽醌。

萃取后的乙醚液，以 5% Na_2CO_3 溶液（配后测定 pH）萃取（40 mL×5 次）。合并碱萃取液，水浴上挥尽残留的乙醚，酸化、沉淀及抽滤等操作同上，得沉淀 II，主要为大黄素等含 β-酚羟基的羟基蒽醌。

萃取后的乙醚液，以 2% NaOH 溶液（测定 pH）萃取（20 mL×5 次）。合并碱萃取液，水浴上挥尽残留的乙醚，酸化、沉淀及抽滤等操作同上，得沉淀 III，主要为大黄酚、大黄素甲醚等含 α-酚羟基的羟基蒽醌。

注意事项：萃取时将两相分别倒入分液漏斗中，将漏斗倾斜倒置，左手掌抵住上口活塞，右手握住下部的旋塞，轻轻振摇。萃取天然药物成分时一般应避免剧烈振摇，以免产生乳化现象；振摇过程中应放气，即旋开旋塞，使气体冲出；振摇后充分静置，使充分分层；分液时，先扭转或拔下上口活塞，继而旋开下口旋塞放出下层液体，上层液体应从上口倒出；若分出的碱萃取液残留少量乙醚，可在水浴上微热挥尽乙醚；碱液酸化时，小心缓慢滴加浓盐酸，防止产生的大量气体喷溅而出。

（四）鉴定方法

1. 游离蒽醌的薄层鉴定

薄层板：硅胶 G-CMC-Na 板（10 cm×10 cm 或 10 cm×5 cm）。

样品：总游离蒽醌的乙醚萃取液（若乙醚已挥干可滴加乙醚约 2 mL 使溶解），沉淀 I、II、III（分别取少量，以少量乙醇或乙醚溶解）。

对照品：大黄素、大黄酚、大黄素甲醚的甲醇或乙醇溶液。

展开剂：正己烷-乙酸乙酯-冰醋酸（4：2：0.1）。

显色方法：可见光-紫外光-氨气熏。

2. 蒽醌类成分的鉴别反应

Bornträger 反应（碱性条件下的呈色反应），在 pH 梯度萃取过程中已观察到，不再重复。

取沉淀 I、II、III 的乙醇溶液各 1 mL，滴加 0.5% 醋酸镁的乙醇或甲醇溶液数滴，观察颜色变化。亦可将沉淀 I、II、III 的乙醇溶液滴在滤纸上，干燥后喷以 0.5% 醋酸镁的乙醇或甲醇溶液，于 90 ℃加热 5 分钟即可显色。

（五）制备薄层法分离游离蒽醌（此部分可选做）

1. 制备薄层

制备薄层

取总游离蒽醌的乙醚萃取液（40 mL），回收乙醚，即得总游离蒽醌萃取物。称重（约 1 g），取 0.1 g，加丙酮 40 mL 溶解，点板。

吸附剂：硅胶 G-CMC-Na 板（20 cm×20 cm，厚 0.5 cm）。

上样量约为 8 mg，方法是用毛细管吸取样品溶液在硅胶板上距边缘 2 cm 处画线。

展开剂：正己烷-乙酸乙酯-冰醋酸（4：2：0.1）。

展开后，在可见光下和紫外光下观察。刮取各色带，分别加 5 mL 乙醇超声提取 5 分钟，过滤。残渣再加 2 mL 乙醇洗涤，过滤。滤液合并，浓缩至干，即得分别含有各游离蒽醌的产物。

注意事项:可能有 3~5 条色带。最明显的应有 3 条,包括较为明显的大黄酚和大黄素等的橙黄色带(均有明显的黄色荧光)。此外,前沿处和近原点处各有一条宽的蓝色荧光带,推测可能为二苯乙烯类。

2. 各分离产物的薄层鉴定

将含游离蒽醌的分离产物溶于少量丙酮中,制成样品溶液,做薄层鉴定。

吸附剂:硅胶 G-CMC-Na 板(10 cm×10 cm 或 10 cm×5 cm)。

展开剂:正己烷-乙酸乙酯-冰醋酸(4∶2∶0.1)。

对照品:大黄素、大黄酚、芦荟大黄素、大黄素甲醚的甲醇或乙醇溶液。

可见光下、紫外光下观察。

六、预习要求、思考题

(一)预习要求

(1)明确虎杖中主要成分的结构及性质。

(2)明确 pH 梯度萃取法分离不同酸度羟基蒽醌的原理和流程。

(3)明确有机溶剂回流提取、两相液液萃取、薄层色谱的基本操作要点。

(4)明确实验中要用到的试剂和溶剂的理化常数和安全特性等。

(二)思考题

(1)为何在用乙醚萃取之前,一定要将乙醇挥发干净? 为何乙醚等溶剂可将总游离蒽醌萃取出来?

(2)pH 梯度萃取法中,加碱萃取、加酸沉淀的原理是什么? pH 梯度萃取过程中,溶液颜色出现何种变化? 为何会出现这些变化?

实验三
思考题答案

七、记录及实验报告

(一)记录要求

所有观察到的现象、试剂使用量、实验时间、原始数据、操作方法和步骤,以及最终的薄层鉴定和理化鉴定结果等,均应及时、准确、详细地记录在实验记录本上,以保证实验记录的完整性、连续性和原始性。

(二)实验报告

实验报告应包含以下项目:实验目的、实验原理、简要的实验方法步骤(可用流程图的形式展示),尤其重在描述实验现象、实验结果、实验结果的分析和讨论,以及实验结论等。

此外还可包括注意事项、附录部分(如产物的色谱和波谱分析的打印报告)等。

雷高明(河南科技大学)

实验四 茜草中蒽醌类成分的 提取、分离和鉴别

一、实验目的

(1) 掌握碱溶酸沉法提取蒽醌类化合物的原理与操作。
(2) 掌握渗漉法的基本操作方法。
(3) 掌握硅胶薄层板的使用方法。

二、茜草中已知的主要成分的理化性质

茜草 a

茜草 b

茜草是一种历史悠久的植物染料,茜草性寒,入血分,具有凉血、化瘀、止血、通经之功能。

茜草是茜草科植物茜草 *Rubia cordifolia* L. 的干燥根及根茎,主要含茜草素、羟基茜草素及伪羟基茜草素等蒽醌类化合物。

茜草素分子式为 $C_{14}H_8O_4$,分子量为 240.21。茜草素为橘红色晶体或赭黄色粉末,熔点 289.5 ℃,易溶于热甲醇和 25 ℃的乙醚,能溶于苯、冰醋酸、吡啶、二硫化碳,微溶于水。

羟基茜草素分子式为 $C_{14}H_8O_5$,分子量为 256.21。羟基茜草素为橙红色结晶性粉末,可溶于乙醚、苯、甲醇、乙醇等,几乎不溶于水。

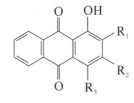

茜草素(alizarin) $R_1 = OH$ $R_2 = H$ $R_3 = H$
羟基茜草素(purpurin) $R_1 = OH$ $R_2 = H$ $R_3 = OH$
伪羟基茜草素(pseudopurpurin) $R_1 = OH$ $R_2 = COOH$ $R_3 = OH$

三、实验原理

渗漉筒 1

因为茜草素、羟基茜草素及伪羟基茜草素都含有酚羟基或羧基,显酸性,能与碱成盐而溶于水,溶液调至酸性后,茜草素、羟基茜草素及伪羟基茜草素等游离析出,所以采用碱溶酸沉法进行提取,具体使用渗漉法进行提取。

四、实验仪器和材料

渗漉筒 2

层析槽及
薄层板

仪器:渗漉筒,烧杯,锥形瓶,玻棒,棉花,纱布,搪瓷缸,试管,滤纸,显色剂喷瓶,薄层层析缸,硅胶 G-CMC-Na 薄层板,pH 试纸,烘箱等。

材料:茜草粗粉,NaOH,HCl,乙醇,苯,乙酸乙酯,0.5%乙酸镁的甲醇溶液,茜草素标准品,羟基茜草素标准品,伪羟基茜草素标准品等。

五、实验内容

称取茜草粗粉 50 g,用 5% NaOH 溶液浸润 30 分钟,使药材膨胀;在渗漉筒底部放置棉

花,将茜草粗粉加入渗漉筒,每次加一小部分,均匀压平,松紧适宜,加入量不超过渗漉筒的2/3。药面上盖滤纸,加石头,将渗漉筒安装在固定装置上,安装渗漉装置。缓缓加入 5% NaOH 溶液适量,待气体排尽后,浸渍 24 小时。用 5% NaOH 溶液以适当流速渗漉,以每分钟 3 mL 的流速收集渗漉液。

将收集的渗漉液用四层纱布过滤,加 HCl 溶液调 pH 至 2 左右,冷藏待析出沉淀。抽滤,沉淀物用冷水洗至 pH 4,得蒽醌类化合物粗品。

六、蒽醌类化合物的鉴定

(一)性质鉴别

取蒽醌类化合物粗品少许(两个火柴头大小),用适量 75% 乙醇溶解,分别做如下化学实验。

(1)碱性条件下的呈色试验:在样品试管中加 5% NaOH 溶液数滴,振摇,观察现象。

(2)醋酸镁反应:将样品醇溶液滴于滤纸上,干燥后喷 0.5% 乙酸镁的甲醇溶液,于 90 ℃ 烘烤 5 分钟,观察现象。

(二)薄层色谱鉴定

(1)吸附剂:硅胶 G-CMC-Na 薄层板(15 cm×5 cm)。

(2)样品:取实验产品各少许(约 0.01 g),混合,溶于 1 mL 75% 乙醇中。

(3)对照品:茜草素标准品的 1% 乙醇溶液,羟基茜草素标准品的 1% 乙醇溶液,伪羟基茜草素标准品的 1% 乙醇溶液。

(4)展开剂:苯-乙酸乙酯(8:2)10 mL。

(5)显色剂:5% KOH 溶液。

显色后,观察各成分的分离效果,并和标准品对照。

七、预习要求及思考题

(一)预习要求

(1)掌握碱溶酸沉法的原理及注意事项。

(2)掌握渗漉法的基本操作方法。

(二)思考题

(1)碱溶酸沉法的原理是什么?

(2)茜草中蒽醌类化合物的结构有什么特征?

(3)渗漉法属于哪种提取方法?有什么优缺点?

实验四
思考题答案

八、记录及实验报告

(1)详细记录本实验"性质鉴别"结果。

(2)绘制层析结果模拟图并计算 Rf。

(3)分析讨论实验结果,特别是成功或失败的原因。

周丽(宁夏医科大学)

实验五　槐米中芦丁的提取、分离和鉴定

一、实验目的

(1) 通过芦丁提取与精制,掌握碱溶酸沉法提取黄酮类化合物的原理和操作。

(2) 掌握黄酮类化合物的主要性质及黄酮苷、苷元和糖部分的鉴定方法。

(3) 掌握用芦丁水解制取槲皮素的方法,聚酰胺薄膜、纸层析的基本原理和操作方法。

二、槐米中已知主要成分的理化性质

槐米为豆科植物槐 *Sophora japonica* L. 的干燥花蕾,主要含芦丁(芸香苷),含量高达 12%~20%,芦丁水解生成槲皮素、葡萄糖及鼠李糖;芦丁广泛存在于植物界中,现已发现的含芦丁的植物有 50 种以上,其中以槐米和荞麦叶中含量较高,可作为大量提取芦丁的原料。芦丁属于黄酮类化合物,具有维生素 P 样的作用,可降低毛细血管前壁的脆性和调节渗透性,有助于保持及恢复毛细血管的正常弹性,临床上用作毛细血管脆性引起的出血症,并常用作防治高血压病的辅助治疗剂,还有抗炎、抗病毒、抗氧化等作用。本实验通过碱提酸沉法从槐米中提取芦丁,使学生学习和掌握提取和精制芦丁的具体操作方法,并了解如何对黄酮类化合物进行鉴定。

槐米

（一）芦丁

芦丁(rutin)分子式为 $C_{27}H_{30}O_{16}$,分子量为 610.51。淡黄色针状结晶,熔点为 177~178 ℃,难溶于冷水(1:8000),略溶于热水(1:200),溶于热甲醇(1:7)、冷甲醇(1:100)、热乙醇(1:30)、冷乙醇(1:650),难溶于乙酸乙酯、丙酮,不溶于苯、氯仿、乙醚、石油醚等,易溶于碱液中(呈黄色),酸化后析出。可溶于浓硫酸和浓盐酸,呈棕黄色。加水稀释后又析出。

（二）槲皮素

槲皮素(quercetin)分子式为 $C_{15}H_{10}O_7$,分子量为 302.23。黄色结晶,熔点为 314 ℃(分解)。溶于热乙醇(1:23)、冷乙醇(1:300),可溶于甲醇、丙酮、乙酸乙酯、冰醋酸、吡啶等溶剂,不溶于石油醚、苯、乙醚、氯仿,几乎不溶于水。

三、实验原理

黄酮类化合物结构中含有酚羟基,能与碱反应生成盐而溶于水,溶液调至酸性后,又游离析出。此法为碱提酸沉法,是提取黄酮类成分常用的方法,此外,还可以采用醇提法、超声波提取法、微波辅助提取法等提取方法。

四、实验仪器和材料

仪器:烧杯,乳钵,玻棒,滤纸,棉花,纱布,布氏漏斗,搪瓷杯,烧瓶,冷凝管,铁架台,铁圈,烧瓶夹,显色剂喷瓶,薄层层析缸,硅胶 GF_{254} 薄层板,电热套,水浴锅,循环水真空泵,紫外灯等。

材料:槐米,硼砂,氢氧化钙,盐酸,镁粉,二氯氧化锆,柠檬酸,α-萘酚,氯仿,甲醇,甲酸,硫酸,正丁醇,乙醇,$AlCl_3$,醋酸,苯胺,邻苯二甲酸,葡萄糖标准品,鼠李糖标准品等。

五、实验内容

（一）槐米中芦丁的提取与精制

1. 提取(煎煮法)

(1) 粉碎:称槐米 40 g,置乳钵中轻研至槐米裂开即可。

(2) 碱提:在 1000 mL 烧杯中加入 500 mL 蒸馏水,加热煮沸后,将槐米粗粉投入,继续加热 2～3 分钟,在搅拌下,加入石灰乳,调 pH 8～9,加热保持微沸 30 分钟,趁热抽滤收集,滤渣加 300 mL 蒸馏水,用石灰乳调 pH 8～9,同上操作再提取一次,滤液合并,滤渣弃去。

(3) 酸沉淀:将滤液在 60～70 ℃,小心加浓盐酸调至 pH 4～5,放置 6 小时以上,析出沉淀,抽滤,收集沉淀,得粗品芦丁。

(4) 精制(热溶冷析法):粗品芦丁放在 1000 mL 烧杯中,加 500 mL 蒸馏水,小心加热煮沸,至全部溶解(即无颗粒状沉淀)后,趁热抽滤,滤液放冷,即析出黄色沉淀,待沉淀完全后,抽滤,收集沉淀,用适量甲醇重结晶,干燥(70～80 ℃),得精品芦丁。称重,计算产率,测熔点。

2. 注意事项

(1) 将槐米投入热水中,并继续加热 2～3 分钟,以破坏酶的活性,防止苷水解。加入石灰乳即可达到碱溶解提取芦丁的目的,还可以除去槐米中残存的大量多糖类黏液质。

(2) 碱水提取需控制 pH 在 8～9 范围内,碱水提出芦丁后,碱水提取液需立即加盐酸调 pH 4～5,以减少碱液同芦丁的接触时间,酸不可加入过多,pH 过低会使芦丁形成锌盐而降低收率。

(3) 利用芦丁在冷、热水中溶解度的差别来达到结晶的目的。得到的沉淀要粗称一下,按照芦丁在热水中 1:200 的溶解度加蒸馏水进行重结晶。热溶后进行趁热过滤时,速度要快,所有滤器必须先行预热,避免过滤过程中芦丁析出。

（二）芦丁的水解(槲皮素的制备)

称取精品芦丁 1 g,置 250 mL 圆底烧瓶中,加 2% H_2SO_4 溶液 100 mL 回流 30 分钟(加热数分钟后,溶液完全澄清,20 分钟后又逐渐析出黄色针状结晶),放冷静置,过滤(滤液留做糖的鉴定),沉淀物为槲皮素(粗品),沉淀用少量水洗以除去酸性物质,干燥称重,用甲醇重结晶,得槲皮素精品。

层析装置

薄层板

煎煮法

热溶冷析

六、芦丁及槲皮素的鉴定

(一)性质试验

(1)盐酸-镁粉反应:取芦丁少量置于试管中,加 1 mL 乙醇使溶解,加 5 滴浓盐酸,再加少许镁粉,注意观察颜色变化。

(2)Molisch 反应:取芦丁和槲皮素少许,分别置试管中各加 1 mL 乙醇使溶解,加几滴 α-萘酚乙醇溶液,摇匀,沿管壁加浓硫酸 10 滴,注意观察两液面间产生的颜色变化,并比较芦丁和槲皮素的区别。

(3)锆盐-柠檬酸反应:取试样溶液 2 mL,置于试管中,加 2%二氯氧化锆甲醇溶液 3~4 滴,观察颜色,然后加入 2%柠檬酸甲醇溶液 3~4 滴,观察并记录颜色变化。

(4)醋酸镁反应:取样品数毫克,溶于甲醇中,在试管中或点样于滤纸上,加 1%醋酸镁甲醇溶液,黄酮类(芦丁)紫外光下呈黄色荧光,二氢黄酮类(陈皮中橙皮苷)呈天蓝色荧光。

(二)芦丁及槲皮素的薄层色谱鉴定

吸附剂:硅胶 GF_{254} 板,105~110 ℃活化 30 分钟。

知识链接

活　化

　　活化的目的是除去硅胶中吸附的水分子,增加硅胶薄层板的吸附能力。一般来说,刚打开的塑料封装的硅胶 G 可以不活化,打开放置一段时间后再用时需要活化,105 ℃烘 30 分钟即可。

展开剂:氯仿-甲醇-甲酸(15:5:1)。
样品:自制槲皮素的乙醇溶液,自制芦丁的乙醇溶液。
对照品:芦丁标准品的乙醇溶液。
显色剂:可见光下观察色斑,紫外光下观察荧光斑点;喷三氯化铝乙醇溶液显色,紫外光下观察荧光斑点。

(三)芦丁及槲皮素的聚酰胺层析

荧光斑点

样品:1%芦丁、槲皮素甲醇溶液。
展开剂:乙醇-水(7:3)共约 20 mL。
方法:倾斜上行。
显色方法:用浓氨水或 1% $AlCl_3$ 乙醇溶液喷洒后,日光及荧光灯下观察。

(四)糖的纸色谱鉴定

取芦丁水解后的滤液 20 mL,加 $Ba(OH)_2$ 溶液(取 1~1.5 g $Ba(OH)_2$,用 101 mL 水调成乳液)在不断搅拌下中和至中性。滤去白色的 $BaSO_4$ 沉淀。滤液在水浴上小心浓缩至近干(约 1 mL),注意防止炭化,然后加甲醇 5 mL,作为鉴定糖的样品溶液。

取直径约为 17 cm 的圆形层析滤纸,分成四等份,并在其中三等份中央距圆心 1 cm 处分别点葡萄糖、鼠李糖和要鉴别的糖液。然后在圆形滤纸中心穿一孔,插入一小纸芯。取一盛展开剂的溶剂皿,放在一个大的培养皿中央,把点好样的滤纸放在培养皿上,纸芯恰好浸入展开剂中,圆形滤纸上盖一同样大小的培养皿以便系统密闭,待溶剂到达滤纸的边缘时,取出,晾干。

对照品:1‰葡萄糖标准品乙醇溶液及1‰鼠李糖标准品乙醇溶液。

展开剂:n-BuOH-HAc-H₂O(4∶1∶5)上层液。

展开方式:径向展开。

显色剂:苯胺-邻苯二甲酸盐试剂,喷雾后在105℃加热3~5分钟,有糖处显棕色或棕红色斑点。

七、预习要求及思考题

(一)预习要求

(1)掌握碱溶酸沉法提取芦丁的原理及注意事项。

(2)定性反应的反应原理。

(二)思考题

(1)为什么必须用热水提取?水提取多用煎煮法而不用回流提取法,为什么?

(2)一般提取液需经适当浓缩才可析出结晶,为什么芦丁未经浓缩就析出结晶?

(3)本实验中聚酰胺层析的原理是什么?解释化合物结构与 Rf 的关系。

(4)怎样证明芦丁分子中只含有一个葡萄糖和一个鼠李糖?

实验五
思考题答案

八、记录及实验报告

(1)详细记录定性反应结果。

(2)绘制层析结果模拟图并计算 Rf。

(3)分析讨论实验结果,说明成功或失败的原因。

高建萍(内蒙古医科大学)

实验六 秦皮中七叶苷、七叶内酯的提取、分离和鉴定

一、实验目的

（1）通过七叶苷、七叶内酯的分离与精制，掌握溶剂提取及萃取等方法提取天然药物活性成分的原理和操作。

（2）熟悉香豆素类成分的主要性质及鉴定方法。

二、秦皮中七叶苷、七叶内酯的理化性质

秦皮为木犀科植物苦枥白蜡树 *Fraxinus rhynchophylla* Hance、白蜡树 *Fraxinus chinensis* Roxb.、尖叶白蜡树 *Fraxinus szaboana* Lingelsh. 或宿柱白蜡树 *Fraxinus stylosa* Lingelsh. 的干燥枝皮或干皮。主要含有香豆素类、木脂素类、酚类、环烯醚萜类、苯丙素苷类、甾醇及三萜类成分，其中香豆素类成分含量较高且容易分离，代表性成分为七叶苷和七叶内酯。

（一）七叶苷

七叶苷（esculin）又叫马粟树皮苷，白色粉末状结晶，熔点 205～206 ℃。易溶于热水，可溶于乙醇，微溶于冷水，难溶于乙酸乙酯，不溶于乙醚、氯仿，在稀酸中可水解，水溶液中有蓝色荧光。

七叶苷（esculin）　　　　　　　七叶内酯（esculetin）

（二）七叶内酯

七叶内酯（esculetin）黄色针状结晶，熔点 276 ℃。易溶于热乙醇及氢氧化钠溶液，可溶于乙酸乙酯，稍溶于沸水，几乎不溶于乙醚、氯仿。

三、实验原理

根据七叶苷、七叶内酯均能溶于热乙醇（甲醇），可用热乙醇（甲醇）将二者提取出来，再利用二者在乙酸乙酯中的溶解性不同而分离。

四、实验仪器和材料

仪器：索氏提取器，滤纸，圆底烧瓶，旋转蒸发仪，真空泵，水浴锅，烧杯，乳钵，玻棒，冷凝管，铁架台，铁圈，双紧丝，烧瓶夹，显色剂喷瓶，薄层层析缸，硅胶 GF_{254} 薄层板，紫外灯，梨形分液漏斗，布氏漏斗，超声波提取器等。

材料：秦皮粗粉，乙醇，二氯甲烷，甲醇，氢氧化钾，乙酸乙酯，无水硫酸钠，盐酸羟胺，甲醇，氢氧化钠，1‰$FeCl_3$溶液，浓氨水，甲苯，甲酸乙酯等。

五、实验内容

（一）秦皮中七叶内酯和七叶苷类成分的提取

方法一：连续回流提取法

称取秦皮粗粉 50 g 置于索氏提取器（图 2-6-1）中，加 300 mL 乙醇（甲醇）加热回流 6～8 小时，得乙醇（甲醇）提取液，减压回收溶剂至浸膏状，即得总提取物。

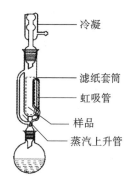

方法二：超声波提取法

称取秦皮粗粉 50 g，放入 500 mL 烧杯中，加 70％乙醇（甲醇）300 mL（第二次加 200 mL），分两次进行超声波震荡提取，第一次 40 分钟，第二次 30 分钟，提取温度为 60 ℃，脱脂棉过滤，合并滤液，减压回收溶剂至浸膏状，即得总提取物。

图 2-6-1　索氏提取器

（冷凝）
（滤纸套筒）
（虹吸管）
（样品）
（蒸汽上升管）

（二）秦皮中七叶内酯和七叶苷类成分的分离

向上述浸膏中加 50 mL 水，加热，搅拌，使之充分混匀，移入分液漏斗中，以等体积二氯甲烷萃取两次，将二氯甲烷萃取过的水层蒸去残留溶剂后加等体积乙酸乙酯萃取两次，合并乙酸乙酯萃取液，减压回收溶剂至干，残留物溶于温热甲醇中，浓缩至适量，静置，即有黄色针状结晶析出。滤出结晶，甲醇重结晶，即得七叶内酯。

将乙酸乙酯萃取过的水层浓缩至适量，静置，即有微黄色晶体析出。滤出结晶，水重结晶，即得七叶苷。

（三）秦皮中七叶内酯和七叶苷类成分的鉴定

1. 呈色反应鉴别

（1）异羟肟酸铁反应：将分离所得的七叶内酯、七叶苷溶于乙醇中，各取 2 mL，置试管中，加 7％盐酸羟胺甲醇溶液 4～5 滴、10％氢氧化钾甲醇溶液 4～5 滴，于水浴上加热数分钟，冷却，再加盐酸调 pH 3～4，加 1％$FeCl_3$ 溶液 5 滴，观察溶液颜色变化，同时做空白对照。

（2）开环闭环试验：取分离所得的七叶内酯乙醇溶液 1 mL，加 1％氢氧化钠溶液 1～2 mL，水浴中加热 10 分钟，观察现象；再加稀盐酸几滴，观察所产生的现象。

（3）荧光试验：取分离所得的七叶内酯、七叶苷乙醇溶液少许，用毛细管点于滤纸上，于紫外光下观察荧光与颜色。

2. 薄层色谱鉴别

样品：自制七叶内酯，七叶苷的乙醇或甲醇溶液。

对照品：七叶苷、七叶内酯标准品的乙醇或甲醇溶液。

吸附剂：硅胶 G 薄层板，0.3％～0.5％的 CMC-Na 湿法铺板，105 ℃活化 30 分钟。

展开剂：甲醇-甲酸乙酯-甲苯（1∶4∶5）。

显色：波长为 254 nm 紫外光下观察，七叶苷为灰色荧光，七叶内酯为灰褐色。以重氮化对硝基苯胺喷雾显色，七叶苷和七叶内酯均呈玛瑙色。

六、预习要求及思考题

（一）预习要求

（1）掌握秦皮中香豆素类成分的提取分离及精制方法。

（2）掌握异羟肟酸铁反应的原理。

实验六
思考题答案

（二）思考题

（1）提取香豆素类和香豆素苷类成分常用的溶剂有哪些？

（2）香豆素类成分常见的分离方法有哪些？

（3）萃取操作有哪些注意事项？如何消除乳化层？

（4）鉴别香豆素类成分的显色剂有哪些？其显色原理是什么？

七、记录及实验报告

（1）详细记录定性反应结果。

（2）绘制层析结果模拟图并计算 Rf。

（3）分析讨论实验结果，说明成功或失败的原因。

付雪艳（宁夏医科大学）

实验七 银杏叶中总黄酮的提取和含量测定

一、实验目的

（1）掌握索氏提取法的原理和操作。

（2）掌握黄酮类化合物的含量测定方法。

二、银杏叶主要成分的理化性质

银杏为银杏科植物银杏 *Ginkgo biloba* L. 的干燥叶，银杏叶中含有多种生理活性成分，其中黄酮类化合物是重要的生理活性物质，具有保肝护肝、预防和治疗心血管疾病、抗氧化、抗衰老等作用。银杏叶中黄酮类化合物的含量较高，银杏萜内酯含量比较低，黄酮类化合物主要有黄酮及其苷、双黄酮、儿茶素这三类物质。目前，从银杏叶中分离出来的双黄酮类化合物主要有 6 种，包括银杏素、异银杏素、去甲银杏双黄酮和 5-甲氧基去甲银杏双黄酮等。

主要已知成分的理化性质如下。

1. 银杏素（isoginkgetin）

银杏素为黄色结晶。沸点 863.7 ℃（760 mmHg），闪点 287.1 ℃，易溶于甲醇、乙醇、乙醚、乙酸乙酯等有机溶剂及碱溶液中，难溶于水。

银杏叶

2. 异银杏素（soginkgetin）

异银杏素为浅绿色粉末，易溶于甲醇、乙醇、乙醚、乙酸乙酯等有机溶剂及碱溶液中，难溶于水。

3. 白果素（bilobetin）

白果素又名白果双黄酮，黄色针状结晶，沸点 869.9 ℃（760 mmHg），闪点 291.9 ℃，易溶于甲醇、乙醇、乙醚、乙酸乙酯等有机溶剂及碱溶液中，难溶于水。

三、实验原理

银杏叶中黄酮类化合物的提取方法,目前研究得较多的有水浸取法(成本低但浸出率低)、有机溶剂浸提法,其中乙醇浸提法效率高且无毒。本实验采用乙醇作溶剂进行索氏提取,本实验建立了用 $Al(NO_3)_3$ 显色法对芦丁标准品和银杏叶提取液进行光谱扫描测定银杏叶总黄酮含量的方法。

四、实验材料

材料:银杏叶粉末。

试剂:芦丁标准品,无水乙醇(600 mL),50 mL $Al(NO_3)_3$(0.1 mol/L),乙醚,5%$NaNO_2$ 溶液,10%$Al(NO_3)_3$溶液,4%NaOH 溶液,80%乙醇。

仪器:紫外分光光度计、分析天平、水浴锅、烘箱、烧杯、容量瓶(100 mL 1 个、50 mL 1 个、10 mL 6 个)、索氏提取器、减压蒸馏装置、锥形瓶、沸石等。

五、实验方法

1. 总黄酮的提取分离流程图

紫外分光
光度计

索氏提取器

银杏叶粉10 g

　　↓ 置索氏提取器中,加入80%乙醇200 mL,
　　　 加热回流2小时

提取液

　　↓ 加入1倍量水,再加入相同量的乙醚,倒入分液漏斗
　　　 中,放置20分钟,分层,得下层溶液

收集下层溶液

　　↓ 减压蒸馏,回收溶剂,浓缩、干燥

总黄酮提取物

将银杏叶洗净,在103 ℃下烘干至恒重,用乳钵捣碎制得银杏叶粉。准确称取 10 g,置于索氏提取器中,按下列条件加热回流提取:80%乙醇,料液比为 1 g:20 mL,回流温度为 85 ℃,回流时间为 2 小时。

将圆底烧瓶中提取液倒入烧杯中,加入一倍量蒸馏水,再加入相同量的乙醚,混合均匀,倒入分液漏斗中,静置 20 分钟,分层后,收集下层液体。减压蒸馏,回收溶剂,干燥得到银杏叶中总黄酮提取物。

2. 银杏叶中总黄酮含量测定

(1)芦丁标准溶液的配制:精密称取芦丁标准品 10 mg,放入烧杯中,加入 80%的乙醇溶液使其溶解,置于 50 mL 的容量瓶中,制成 0.2 mg/mL 的芦丁标准溶液,定容,摇匀备用。

(2)绘制芦丁标准曲线:用移液管精密吸取芦丁标准溶液 1、2、3、4、5、6 mL,分开放置到 6 个 25 mL 容量瓶中,做好标记,加水 6 mL、5% $NaNO_2$ 溶液 0.3 mL,摇匀,静置 6 分钟;然后加 10% $Al(NO_3)_3$溶液 0.3 mL,摇匀,静置 6 分钟;再加入 4% NaOH 溶液 2 mL,充分摇匀,加 80%乙醇至容量瓶的刻度线,摇匀,置水浴锅中加热 10 分钟。用紫外分光光度计在 510 nm 波长处测定吸光度(A),以吸光度为纵坐标、浓度为横坐标绘制标准曲线(图 2-7-1)。

(3)取 2 mL 分层后的下层液体置于 50 mL 容量瓶中,用 80%乙醇定容,摇匀,同一方法显色后,在 510 nm 波长处测定吸光度,根据标准曲线计算测定液中黄酮的浓度,根据稀释倍

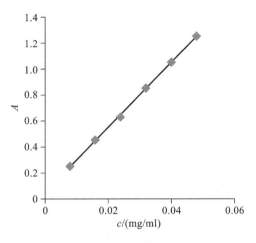

图 2-7-1 标准曲线

数计算银杏叶中总黄酮的含量。

六、数据记录及分析

实验数据结果如下。

编号	1	2	3	4	5	6
浓度 c/(mg/mL)	0.008	0.016	0.024	0.032	0.04	0.048
吸光度(A)	0.247	0.448	0.625	0.850	1.050	1.252

根据图 2-7-1 得到标准曲线方程 $A=25.2c+0.0397$,其中 A 为待测液的吸光度,c 为待测液的浓度。

将待测液吸光度(A)代入标准曲线方程,可得到待测液中黄酮的浓度 c,再乘以稀释倍数 D,可得到样品的浓度。银杏叶中总黄酮含量计算公式如下:

$$w(\%) = \frac{cDV_{下层溶液} \times 10^{-3}}{m_{银杏叶}} \times 100\%$$

七、预习要求及思考题

（一）预习要求

(1) 掌握索氏提取法的原理及注意事项。

(2) 银杏叶中黄酮类化合物的理化性质。

（二）思考题

(1) 不同时期的银杏叶中总黄酮含量是否一致？

(2) 谈谈对本次实验的收获与感想。

八、记录及实验报告

(1) 绘制标准曲线。

(2) 计算银杏叶中总黄酮的含量。

(3) 分析讨论实验结果,说明成功或失败的原因。

实验七
思考题答案

张翠利（黄河科技学院）

实验八　黄芩中黄芩苷的
提取、分离和鉴定

一、实验目的

(1) 通过黄芩苷的提取和精制掌握沸水法提取黄芩苷的原理及操作。

(2) 掌握黄酮类化合物中黄酮苷、苷元和糖部分的鉴定方法。

(3) 掌握黄芩苷水解的方法及聚酰胺薄层色谱的原理和操作方法。

二、黄芩中已知主要成分的理化性质

黄芩为唇形科植物黄芩 *Scutellaria baicalensis* Georgi 的干燥根,具有清热解毒、泻火、止血等功效。现代药理学研究表明黄芩具有抗菌、抗肿瘤、抑制心脑血管疾病等作用,其中黄芩苷是黄芩中的主要活性成分。

黄芩苷(baicalin)分子量为446,分子式为 $C_{21}H_{18}O_{11}$。黄色针状结晶,熔点218~220 ℃,易溶于 N,N-二甲基甲酰胺、吡啶,微溶于热的冰醋酸,难溶于甲醇、乙醇、丙酮,几乎不溶于乙醚、氯仿、苯等溶剂。黄芩苷因分子中含有羧基,在植物中通常以盐的形式存在。

黄芩素(baicalein)分子量为270,分子式为 $C_{15}H_{10}O_5$。黄色针状结晶,熔点264~265 ℃,可溶于甲醇、乙醇、丙酮中,微溶于氯仿,溶于稀氢氧化钠溶液中呈绿棕色,但不稳定,易氧化成绿色。

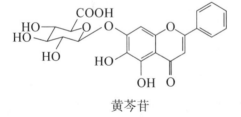
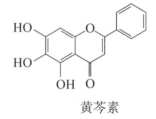

黄芩苷　　　　　　　　　　　黄芩素

三、实验原理

黄芩苷因具有一定的酸性而容易成盐,通常采用沸水法提取后,再将提取液调成酸性,黄芩苷在酸性条件下析出并在加热条件下发生凝聚而使其他杂质溶于酸性溶液中,经过滤处理就可以和其他杂质分开。

四、实验仪器和材料

仪器:烧杯,锥形瓶,布氏漏斗,试管,玻棒,滤纸,蒸发皿,玻璃漏斗,滴管,分液漏斗,展开槽等。

材料:黄芩,镁粉,95%乙醇,甲醇,α-萘酚,浓硫酸,二氯氧化锆,浓盐酸,柠檬酸,葡萄糖醛酸标准品等。

五、实验内容

（一）黄芩苷的提取与精制

1. 提取（沸水法）

称取黄芩 50 g，研碎，置 1000 mL 的烧杯中，加入 500 mL 水加热煮沸 1 小时，如此提取 2 次，合并提取液。将提取液加浓盐酸酸化至 pH 1～2，加热至 80 ℃保温半小时，放冷析晶，然后进行抽滤得黄芩苷粗品。

2. 精制

取黄芩苷粗品，加 8 倍量水搅匀，用浓氢氧化钠溶液调节 pH 至 7，溶解，过滤，加入等量乙醇，使黄芩苷成为钠盐溶解，滤除杂质。向滤液中加入浓盐酸至 pH 1～2，充分搅拌，50 ℃下保温半小时使黄芩苷析出，滤出沉淀，用 50%乙醇洗涤，干燥，再用 95%乙醇多次洗涤，得较纯的黄芩苷。

注意：黄芩粉碎不可过细，以免过滤时速度过慢。

pH 过低会使黄芩苷形成锌盐重新溶解，降低收率。

（二）黄芩苷的水解（黄芩素的制备）

取黄芩苷 0.1 g，置于干燥的 25 mL 锥形瓶中，加入浓硫酸 3 mL，用玻棒搅拌均匀，滴加蒸馏水 2 mL，溶液发热，得到透明橙红色溶液，放置 30 分钟，将此溶液倒入 20 mL 冰水中，边加边搅拌，至析出黄色沉淀，抽滤洗涤 2～3 次，即得黄芩素。滤液作为糖鉴定样品。

六、黄芩苷及黄芩素的鉴定

（一）黄芩苷的鉴定

取黄芩苷 2 mg，加甲醇 5 mL 使其溶解、备用，做如下试验。

1. 盐酸-镁粉反应

取黄芩苷溶液 1 mL，加 2 滴浓盐酸，再加少许镁粉，注意观察颜色变化。

2. Molish 反应

取上述溶液 1 mL，加入等体积的 10%的 α-萘酚乙醇溶液，摇匀，沿管壁加浓硫酸 10 滴，注意观察两液面间产生的颜色变化。

3. 锆盐-柠檬酸反应

取上述溶液 1 mL，加 2%二氯氧化锆甲醇溶液 3～4 滴，观察颜色，然后加入 2%柠檬酸甲醇溶液 3～4 滴，观察并记录颜色变化。

（二）黄芩苷及黄芩素的聚酰胺色谱

样品：黄芩苷、黄芩素的甲醇溶液。

展开剂：75%乙醇。

显色方法：用浓氨水或 1%$AlCl_3$乙醇溶液显色后，日光及荧光灯下观察。

（三）糖的纸色谱鉴定

支持剂：层析滤纸（5 cm×10 cm）。

展开剂：正丁醇-醋酸-水（4：1：5）上层。

样品：黄芩苷溶液。

对照品：葡萄糖醛酸标准品溶液。

显色剂：喷以邻苯二甲酸苯胺溶液，105 ℃烘焙 5 分钟至斑点显色清晰。

七、预习要求及思考题

（一）预习要求

（1）掌握沸水法提取黄芩苷的原理及注意事项。

（2）熟定性反应的反应原理。

（3）了解黄酮类化合物的紫外吸收光谱与核磁共振波谱特点。

（二）思考题

（1）苷类结构鉴定的程序是什么？

（2）怎样确定黄芩苷分子中只含有一分子葡萄糖醛酸？

（3）黄芩苷与黄芩苷元在聚酰胺薄层上的 Rf 大小顺序是怎样的？

（4）怎样确定黄芩苷结构中糖基是连接在苷元 7 号位上的？

实验八
思考题答案

八、记录及实验报告

（1）详细记录定性反应结果。

（2）绘制层析结果模拟图并计算 Rf。

（3）分析紫外吸收光谱和核磁共振波谱图。

（4）分析讨论实验结果，说明成功或失败的原因。

李畅（哈尔滨医科大学）

实验九　黄连中盐酸小檗碱的提取、分离和鉴定

一、实验目的

（1）通过提取精制和鉴定黄连中的小檗碱，掌握生物碱的提取原理及操作。

（2）掌握小檗碱的结构特点和理化性质。熟悉浸渍法、盐析法、结晶法和薄层色谱法的基本操作过程及注意事项。

（3）了解盐酸小檗碱的鉴定方法。

二、黄连中已知成分的理化性质

黄连为毛茛科植物黄连 *Coptis chinensis* Franch.、三角叶黄连 *Coptis deltoidea* C. Y. Cheng et Hsiao 或云连 *Coptis teeta* Wall. 的干燥根茎。黄连具有清热燥湿、清心除烦、泻火解毒的功效。

黄连的有效成分为生物碱，主要成分小檗碱（黄连素，berberine）含量最高，可达10％左右，以盐酸盐的形式存在于黄连中。其次为黄连碱、甲基黄连碱、掌叶防己碱、药根碱、木兰花碱等。黄连叶含小檗碱1.49％。小檗碱有很强的抗菌作用，已广泛应用于临床，掌叶防己碱也作药用，其抗菌性能和小檗碱相似。

黄连

黄连中小檗碱含量较高，但由于黄连生长周期长，资源有限，小檗碱用量相当大，且由于成本限制，工业生产可以采用黄柏和三颗针进行提取。目前制药工业提取小檗碱主要以三颗针为原料。三颗针来源于小檗科小檗属多种植物，其根皮含生物碱约2％，主要含小檗碱、小檗胺、药根碱、巴马汀等生物碱。

小檗碱：季铵生物碱，分子式$(C_{20}H_{18}NO_4)^+$，分子量336.37。游离小檗碱为黄色针状结晶（乙醚），熔点145 ℃，能缓缓溶于冷水（1∶20），可溶于冷乙醇（1∶100），易溶于热水或热乙醇，难溶于丙酮、氯仿、苯，几乎不溶于石油醚。

小檗碱为强碱性生物碱，与相应的酸可形成生物碱盐。盐酸小檗碱（$C_{20}H_{17}NO_4 \cdot HCl \cdot 2H_2O$）为黄色结晶，微溶于冷水（1∶500），易溶于沸水，几乎不溶于冷乙醇、氯仿和乙醚。硫酸小檗碱（$(C_{20}H_{18}NO_4)_2 \cdot SO_4 \cdot 3H_2O$）溶于水（1∶30）和乙醇。重硫酸小檗碱（$C_{20}H_{18}NO_4 \cdot HSO_4$）为黄色结晶或粉末，溶于水（1∶150），微溶于乙醚。

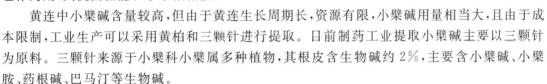

小檗碱

小檗碱能溶于水中，其水溶液有三种互变形式。

季铵式（红棕色）　　　　　醇式（黄色）　　　　　醛式（黄色）

三、实验原理

利用生物碱盐的溶解性不同进行分离。小檗碱的盐酸盐在水中溶解度小,而小檗碱的硫酸盐在水中溶解度较大。从植物原料中提取小檗碱时常用稀硫酸溶液浸泡或渗漉,然后向提取液中加入 10％的食盐,在盐析的同时,也提供了氯离子,使其硫酸盐转变为氯化小檗碱(即盐酸小檗碱)而析出。

四、实验仪器和材料

仪器:烧杯,玻棒,滤纸,布氏漏斗,烧瓶,冷凝管,铁架台,铁圈,双紧丝,烧瓶夹,显色剂喷瓶,薄层层析缸,氧化铝软板,电热套,水浴锅,循环水真空泵,紫外灯,超声波提取器等。

材料:黄连粗粉,乙醇,浓盐酸,硫酸,碘化铋钾试剂,碘化汞钾试剂,碘-碘化钾试剂,硅钨酸试剂,乙酸乙酯,氯仿,甲醇,食盐,石灰乳,氧化铝,盐酸小檗碱标准品等。

五、实验内容

(一)黄连中盐酸小檗碱的提取分离

1. 醇提法

取黄连粗粉 300 g,加乙醇温浸,提取液浓缩,放置,过滤。滤液加浓盐酸至 pH 1～2,放置,抽滤,黄色沉淀为盐酸小檗碱粗品。

注意事项:提取总生物碱时,回收乙醇至稀浸膏状即可,不宜过干,否则当加入盐酸后,易结成胶状团块,影响提取效果。

2. 酸水法

取黄连粗粉 300 g,加入 0.2％硫酸溶液温浸 24 小时,超声处理 30 分钟,过滤。将滤液静置过夜,抽滤,取滤液,加盐酸调 pH 至 2,再加食盐使溶液含食盐量达 10％～15％,放置过夜,盐酸小檗碱析出。过滤,即得粗品。

注意事项:

(1) 浸泡黄连粗粉的硫酸溶液,以 0.2％～0.3％为宜。若硫酸溶液浓度过高,小檗碱可成为重硫酸小檗碱,其溶解度(1∶150)明显较硫酸小檗碱(1∶30)小,从而影响提取效果。硫酸溶液浸出效果与浸渍时间有关,有报道,浸渍 12 小时约可浸出小檗碱 80％,浸渍 24 小时,可浸出 92％。常规提取应浸渍多次,使小檗碱提取完全,本实验中只收集第一次浸出液。

(2) 进行盐析时,加入氯化钠的量,以提取液量的 10％(g/mL)计算,即可达到析出盐酸小檗碱的目的。氯化钠的用量不可过多,否则溶液的相对密度增大,造成析出的盐酸小檗碱结晶呈悬浮状态难以下沉。盐析用的氯化钠用市售的精制食盐,因粗制食盐混有较多泥沙等杂质,会影响产品质量。

(二)盐酸小檗碱的精制

将盐酸小檗碱粗品用适量热水溶解(用水量约为烘干粗品的 30 倍),并加石灰乳调至 pH

8.5～9(约需石灰乳 25 mL)。加热并趁热过滤,滤液放冷至 30～40 ℃,缓缓滴加浓盐酸调至 pH 1～2 后,放置过夜。抽滤。盐酸小檗碱为黄色针状结晶,70～80 ℃干燥即可。

注意事项:

(1) 在精制盐酸小檗碱过程中,因盐酸小檗碱放冷极易析出结晶,所以加热煮沸后,应迅速抽滤或保温过滤,防止溶液在过滤过程中冷却,析出盐酸小檗碱结晶阻塞滤材,造成过滤困难,提取率降低。

(2) 本实验流程也适用于以三颗针、黄柏为原料提取的小檗碱,但因其小檗碱含量较低,应加大药材量,以 150 g 以上为宜。

六、小檗碱的鉴定

(一)性质试验

1. 生物碱沉淀反应

取小檗碱的盐酸溶液 8 mL 分置于 4 支试管中,分别滴加下列试剂 2～3 滴,观察并记录有无沉淀产生及颜色变化。

(1) 碘化铋钾试剂:加入碘化铋钾试剂,生成棕色至棕红色沉淀者为阳性反应,表示含有生物碱。

(2) 碘化汞钾试剂:加入碘化汞钾试剂,生成白色沉淀者为阳性反应,表示有生物碱存在。

(3) 碘-碘化钾试剂:加入碘-碘化钾试剂,生成褐色或暗褐色沉淀者为阳性反应,表示有生物碱存在。

(4) 硅钨酸试剂:加入硅钨酸试剂,生成淡黄色沉淀者为阳性反应,表示有生物碱存在。

2. 特殊鉴定反应

(1) 丙酮加成反应:在盐酸小檗碱溶液中,加入氢氧化钠使呈强碱性,然后滴加丙酮,生成黄色结晶性小檗碱丙酮加成物。

(2) 漂白粉显色反应:在小檗碱的酸性溶液中加入适量漂白粉(或通入氯气),小檗碱溶液由黄色转变为樱红色。

(二)盐酸小檗碱的薄层色谱鉴定

薄层板:中性氧化铝软板。

试样:自制盐酸小檗碱乙醇溶液。

对照品:盐酸小檗碱标准品乙醇溶液。

展开剂:氯仿-甲醇(9∶1)。

显色:自然光下观察黄色斑点或紫外光下观察荧光。

七、预习要求及思考题

(一)预习要求

(1) 掌握生物碱的常见提取方法。

(2) 生物碱常见的定性鉴定及薄层色谱鉴定方法,小檗碱特殊鉴定方法。

(二)思考题

(1) 怎样从黄连中提取分离盐酸小檗碱?原理是什么?

(2) 试述小檗碱的鉴定方法。

(3) 用薄层色谱法鉴定小檗碱时,为什么常选用氧化铝为吸附剂?如果选用硅胶作吸附剂,怎样操作才能得到合适的结果?

实验九
思考题答案

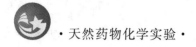

八、记录及实验报告

（1）详细记录定性反应结果。

（2）绘制层析结果模拟图并计算 Rf。

（3）分析讨论实验结果，说明成功或失败的原因。

陈剑(九江学院)

实验十　粉防己生物碱的提取、分离和鉴定

一、实验目的

(1) 通过粉防己生物碱的提取,掌握生物碱的一般提取方法。

(2) 掌握粉防己碱与防己诺林碱的分离方法与鉴定方法,熟悉生物碱的一般理化性质。

(3) 掌握连续回流法(索氏提取器)、萃取法、结晶法等的基本操作过程及注意事项。

二、粉防己主要成分的理化性质

防己为防己科植物粉防己 *Stephania tetrandra* S. Moore 的干燥根。总生物碱含量为 $1.5\% \sim 2.3\%$,主要为粉防己碱和防己诺林碱,均为双苄基异喹啉类生物碱。

防己

(一) 粉防己碱

粉防己碱(tetrandrine)又称汉防己甲素,分子式为 $C_{38}H_{42}N_2O_6$,在防己中的含量约为 1%,为无色针状结晶(乙醚),熔点 $217 \sim 218$ ℃。易溶于甲醇、乙醇、丙酮、氯仿,溶于乙醚、苯等有机溶剂,几乎不溶于水和石油醚。

(二) 防己诺林碱

防己诺林碱(fangchinoline)又称粉防己乙素,分子式为 $C_{37}H_{40}N_2O_6$,在防己中的含量约为 0.5%,为六面体粒状结晶(丙酮),熔点 $237 \sim 238$ ℃。溶解度与粉防己碱相似,但因较粉防己碱多一个酚羟基,故极性较粉防己碱稍大,因此在冷苯中的溶解度小于粉防己碱,可利用此性质相互分离。

粉防己碱 R＝CH₃
防己诺林碱 R＝H

三、实验原理

根据粉防己碱和防己诺林碱游离时难溶于水,易溶于氯仿,成盐后易溶于水,难溶于氯仿的性质可提取得到总生物碱。再利用两者在冷苯中的溶解度不同,可使之相互分离。

四、实验仪器和材料

仪器:烧杯,锥形瓶,三角烧瓶,玻棒,滤纸,棉花,纱布,布氏漏斗,烧瓶,冷凝管,铁架台,铁圈,双紧丝,烧瓶夹,显色剂喷瓶,薄层层析缸,电热套,水浴锅,循环水真空泵,紫外灯,渗漉筒。

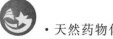

材料：粉防己粗粉，粉防己碱、防己诺林碱标准品，无水硫酸钠，硅胶 G，乙醇，环己烷，乙酸乙酯，无水硫酸钠，丙酮，氨水等。

五、实验内容

（一）粉防己中总生物碱的提取

将粉防己粗粉 150 g 置于 1000 mL 圆底烧瓶中，加入 95％乙醇以浸没药材为度（需 400 mL 左右）。水浴加热回流 1.5～2 小时，加热过程中可振摇圆底烧瓶，使之充分反应。过滤，滤出提取液。药渣同法提取一次。滤出提取液，最后将药渣倒在布氏漏斗上抽滤压干，药渣弃去。合并两次提取液，放冷后如有絮状物，再抽滤。滤液回收乙醇，浓缩至糖浆状无醇味，得乙醇总提物。

注意事项：提取总生物碱时，回收乙醇至稀浸膏状即可，不宜过干，否则当加入 1％盐酸时，易结成胶状团块，影响提取效果。

（二）生物碱的分离

1. 亲脂性生物碱和亲水性生物碱的分离

将糖浆状总提物移至烧杯或三角烧瓶中，缓缓加 1％盐酸，搅拌使生物碱充分溶解，不溶物呈树脂状下沉。在水未加足前，树脂状物常混悬于水中，继续加稀盐酸搅拌，至加稀盐酸时溶液不再产生混浊为止，静置，倾出上清液，瓶底的树脂状物以 1％盐酸少量多次洗涤，至洗液对生物碱沉淀试剂反应微弱时为止。

合并洗液和滤液，静置片刻，抽滤得澄清溶液，置 1000 mL 三角烧瓶中，滴加浓氨水至 pH 9 左右，亲脂性叔胺碱游离析出（如有发热现象，设法冷却），待溶液冷后，移至 1000 mL 分液漏斗中，加氯仿 150 mL 振摇萃取。分取氯仿层，氨碱性溶液再以新鲜氯仿萃取数次，每次用氯仿 100 mL，至氯仿抽提液的生物碱反应微弱时为止（检查时取少量氯仿抽提液置表面皿中，待溶剂挥干，残留物中加稀盐酸数滴使溶解，再加生物碱沉淀试剂），合并氯仿液。

氯仿液中含亲脂性叔胺碱，氯仿萃取过的氨碱性溶液含亲水性季铵碱。后者取出少量，加盐酸酸化至 pH 4～5，滴加雷氏铵盐饱和溶液，观察有无沉淀生成。

2. 酚性和非酚性生物碱的分离

氯仿液合并（300～400 mL）移至 1000 mL 的分液漏斗中，以 1％氢氧化钠溶液 80 mL 萃取 2～3 次，氯仿液再用水 20 mL 萃取 1 次，洗涤 2 次。分取氯仿层，加无水碳酸钾脱水干燥，过滤，滤液常压下回收氯仿。将氯仿全部蒸去，残留溶剂去瓶塞后挥干，得粗总非酚性生物碱。

1％氢氧化钠提取液合并后取出少量，加盐酸酸化后进行生物碱反应。如反应微弱，则弃之。若反应明显，则将氢氧化钠溶液加固体氯化铵（或通入 CO_2 气体）至 pH 9 左右，析出酚性生物碱。然后用氯仿多次萃取，氯仿萃取液合并，经水洗、无水硫酸钠脱水、回收氯仿，即得粗总酚性生物碱。（附注：防己诺林碱虽有酚羟基但不溶于氢氧化钠溶液中，因而和非酚性生物碱一起在氯仿层中。）

3. 脂溶性生物碱的纯化

在盛有非酚性生物碱的圆底烧瓶中，加环己烷-乙酸乙酯（25∶75）50 mL，在水浴上加热回流使生物碱溶解，倾出上清液，瓶内不溶物呈胶状，仍可能含有生物碱，再每次用 10 mL 萃取液萃取，至取 1 mL 萃取液，经无水硫酸钠脱水，蒸干，用 1 mL 5％盐酸溶解残留物，加生物碱沉淀试剂反应微弱为止。合并萃取液，以适量无水硫酸钠干燥，过滤，减压蒸馏回收溶剂，可得亲脂性叔胺总生物碱。

4. 注意事项

（1）两相溶剂萃取时,应注意不可用力振摇,应将分液漏斗轻轻旋转摇动,以免产生乳化现象,影响分层,但萃取振摇的时间需适当延长,且不可因怕产生乳化现象而不敢振摇或为预防乳化现象产生而减少振摇的程度和时间,从而造成萃取分离不完全。要力求萃取完全,提尽生物碱,防止生物碱丢失过多而影响收率。倘若发生严重乳化现象难以分层,可用以下方法解决:将难以分层的乳化液置于三角烧瓶中,取定性滤纸少许揉成蓬松的团块,放入乳化液中,用玻棒搅拌片刻后,乳化液中的黏稠物质可被吸附在滤纸团的周围,从而可削弱和破坏乳化液的稳定性,克服乳化现象,得到澄清溶液。然后过滤,必要时可再加入适量溶剂洗涤滤纸团,过滤,合并滤液即可。

（2）通常采用薄层色谱、纸上斑点试验或生物碱沉淀反应检查生物碱是否萃取完全。取最后一次氯仿萃取液数滴,水浴蒸去溶剂,残留物加 5％盐酸 0.5 mL 溶解后,倾入试管中,加碘化铋钾试剂 1～2 滴,如无沉淀或无明显混浊,则表示生物碱已基本提取完全,否则应继续萃取。也可取最后一次氯仿萃取液 1 滴,滴于一薄层板或滤纸片上,干燥后,喷洒改良碘化铋钾试剂,观察有无红棕色斑点出现,若无红棕色斑点出现,表示已萃取完全。

（三）粉防己碱和防己诺林碱的分离

1. 冷甲苯法

取亲脂性叔胺总生物碱称量,置于 50 mL 锥形瓶中,加 5 倍量的甲苯冷浸,时时振摇,冷浸 1 小时后过滤,用少量甲苯洗涤不溶物,合并甲苯溶液,蒸馏浓缩至干,残留物用丙酮重结晶,得细针状结晶为粉防己碱。甲苯不溶物用丙酮重结晶,可得粒状结晶,为防己诺林碱。

2. 氧化铝柱色谱法

装柱:色谱柱可选柱长为 30 cm,内径为 2 cm 的玻璃柱。采用干法或湿法装柱,用总提物重量 30 倍量的中性氧化铝(160 目)装柱。

上样:将总提物加少量氯仿溶解,加入 1.5 g 层析用中性氧化铝拌匀,于水浴上加热挥去氯仿后,加到色谱柱上端。

洗脱:以苯-氯仿(9:1)为溶剂进行洗脱,用锥形瓶收集洗脱液,控制流速为每分钟 0.5 mL,每 10 mL 为一份,洗至薄层色谱鉴定无粉防己碱。

流份的合并:用薄层色谱检查各流份的组成,合并相同组分的流份,减压蒸馏回收溶剂,分离得到晶体 I 和晶体 II,并用丙酮重结晶。薄层色谱条件见鉴定法。

氧化铝柱
色谱法

六、粉防己生物碱的鉴定

（一）性质实验

生物碱沉淀反应:取粉防己碱的盐酸溶液 8 mL 分置于 4 支试管中,分别滴加下列试剂 2～3 滴,观察并记录有无沉淀产生及颜色变化。

（1）碘化铋钾试剂:加入碘化铋钾试剂,生成棕色至棕红色沉淀者为阳性反应,表示含有生物碱。

（2）碘-碘化钾试剂:加入碘-碘化钾试剂,生成褐色或暗褐色沉淀者为阳性反应,表示有生物碱存在。

（3）雷氏铵盐试剂:加 2％雷氏铵盐试剂,生成黄红色沉淀者为阳性反应,表示有生物碱存在。

（4）苦味酸试剂:取试样的中性溶液,加苦味酸饱和溶液一滴,生成黄色沉淀者为阳性反应,表示有生物碱存在。

（二）粉防己碱与防己诺林碱的薄层色谱鉴定

薄层板：硅胶 G-CMC-Na 板。

试样：自制粉防己碱乙醇溶液，自制防己诺林碱乙醇溶液。

对照品：粉防己碱标准品乙醇溶液，防己诺林碱标准品乙醇溶液。

展开剂：氯仿-丙酮-甲醇（6∶1∶1），用氨气饱和。

显色剂：改良碘化铋钾试剂。

注意事项：在喷显色剂之前应在 80 ℃左右完全挥干展开剂。注意粉防己碱显色后呈淡棕色，且显色 2 小时左右褪色，而防己诺林碱呈深棕色，久置不褪色。

七、预习要求及思考题

（一）预习要求

（1）掌握总粉防己生物碱提取方法。

（2）比较粉防己碱与防己诺林碱极性大小及柱色谱分离原理与步骤。

（二）思考题

（1）简述从防己中提取粉防己碱和防己诺林碱的几个主要操作步骤的原理。

（2）试比较粉防己碱、防己诺林碱的极性大小，说明理由。

（3）生物碱沉淀反应在什么条件下进行？为什么？

八、记录及实验报告

（1）详细记录定性反应结果。

（2）绘制层析结果模拟图并计算 Rf。

（3）分析讨论实验结果，说明成功或失败的原因。

陈剑（九江学院）

实验十
思考题答案

实验十一　苦参生物碱的提取、分离和鉴定

一、实验目的

(1) 掌握渗漉法提取苦参生物碱的原理、操作方法及影响因素。
(2) 掌握离子交换树脂法分离纯化苦参生物碱的原理和方法。
(3) 掌握薄层色谱法(TLC)和显色法鉴别苦参生物碱的方法。

二、苦参中已知主要成分的理化性质

苦参为豆科植物苦参 *Sophora flavescens* Ait. 的干燥根,具有清热燥湿、祛风杀虫、解毒利尿等功效,主要用于治疗急性细菌性痢疾、阿米巴痢疾、肠炎、黄疸、结核性渗出性胸膜炎、结核性腹膜炎(腹水型)、尿路感染、小便不利、白带、痔疮肿痛、麻风,外治外阴瘙痒、滴虫性阴道炎、烧烫伤、灭蛆及孑孓。苦参主要含生物碱和黄酮类成分,生物碱类成分主要有苦参碱、氧化苦参碱、槐定碱、槐果碱等。药理实验证明苦参总生物碱有抗心律失常、抗癌等活性,氧化苦参碱具有抗癌、抗衰老等活性。

(1) 苦参碱(matrine):分子式 $C_{15}H_{24}N_2O$,分子量 248.36,有 α、β、γ、δ 四种异构体,常见者为 α-苦参碱,针状或棱柱状结晶,熔点 76 ℃,旋光度＋39.1°(水)。溶于水、苯、三氯甲烷、乙醚、二硫化碳,微溶于石油醚。

(2) 氧化苦参碱(oxymatrine):分子式 $C_{15}H_{24}N_2O_2$,分子量 264.36,白色方晶,熔点 207～208 ℃,旋光度＋47.7°(乙醚)。易溶于水、乙醇、甲醇、三氯甲烷,不溶于乙醚、苯。

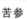

苦参

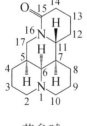
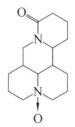
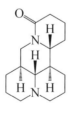
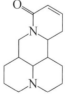

苦参碱　　　　　氧化苦参碱　　　　　槐定碱　　　　　槐果碱

三、实验仪器和材料

仪器:电热套、水浴锅、天平、真空泵、紫外分析仪、超声波清洗仪、恒温干燥箱、乳钵、索氏提取器、锥形瓶、铁架台、十字夹、铁夹、铁圈、药匙、剪刀、烧杯、玻棒、滴管、pH 试纸、抽滤瓶、布氏漏斗、滤纸、量筒、喷雾瓶、色谱柱、展开缸、毛细点样管等。

材料:苦参粗粉、浓盐酸、三氯甲烷、甲醇、丙酮、氨水、乙醚、改良碘化铋钾、苦参碱和氧化苦参碱标准品等。

四、苦参中生物碱的提取分离

(一) 原理

苦参中生物碱类成分主要为苦参碱和氧化苦参碱,其分子结构中均有两个氮原子,一个为

叔胺,一个为酰胺。苦参生物碱可与酸结合成盐,利用生物碱盐易溶于水、游离生物碱易溶于有机溶剂的性质,用水、酸水或醇提取,粗提物用阳离子交换树脂法或酸溶碱沉法纯化,分离方法多用氧化铝或硅胶柱色谱法。阳离子交换树脂法纯化生物碱的原理:

酸化:Alk(游离生物碱)$+ H^+ + H_2O \rightarrow Alk \cdot H^+$

交换:$RSO_3^- H^+ + Alk \cdot H^+ \rightarrow RSO_3^- Alk \cdot H^+ + H^+$

碱化:$RSO_3^- Alk \cdot H^+ + NH_4^+ + OH^- \rightarrow RSO_3^- NH_4^+ + Alk + H_2O$

(二)工艺

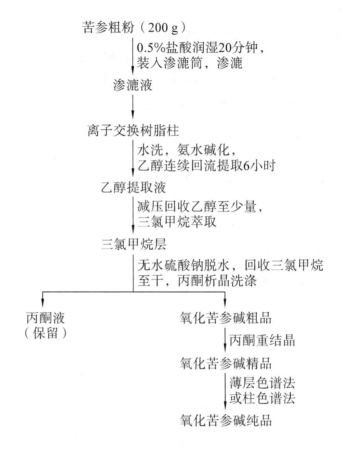

(三)操作方法

1. 离子交换树脂的预处理

将 70 g 聚苯乙烯磺酸型树脂(交联度 3%)放入烧杯中,加 200 mL 80 ℃的蒸馏水溶胀 30 分钟,倾出蒸馏水后加入 2 mol/L 盐酸 300 mL,充分搅拌,放置 0.5 小时(静态转型)后装入树脂柱(2 cm×100 cm),并使用全部酸水通过树脂柱(动态转型),流出液的速度以液滴不成串为宜,用蒸馏水洗至中性,待用。

2. 苦参总碱的提取

称取苦参粗粉 200 g,加入 260 mL 左右 0.5% 的盐酸润湿,搅匀,放置 20 分钟后装入渗漉筒,加入适量 0.5% 的盐酸至下口有溶液流出且筒内无气泡。

将渗漉筒与树脂柱相连,计算渗漉速度,然后以合适的流速开始渗漉和离子交换,实验开始时及每过 1 小时检查渗漉液和交换液的 pH 和生物碱反应,并讨论其变化的原因。当生物碱提取完或树脂完全饱和时停止渗漉。

停止渗漉后,用蒸馏水洗树脂至中性,倾出水层,将树脂倒入搪瓷盘中,铺平,在空气中晾干。将晾干的树脂称量后放入烧杯中,加14%的氨水湿润(使树脂充分溶胀又无过剩的水),加盖,静置20分钟,装入索氏提取器,用300 mL 95%乙醇回流提取完全(约6小时,提取时注意检查生物碱是否已被提取完全)。

渗漉筒2

3. 苦参总碱的制备

将乙醇提取液常压回收乙醇至少量(6 mL左右),加入70～80 mL三氯甲烷溶解,转入分液漏斗中,静置分层,分出三氯甲烷层,油状物另外保存。三氯甲烷溶液用无水硫酸钠干燥1～2小时(干燥过程中经常振摇),回收三氯甲烷至干。残留物加丙酮,即析出黄白色固体,放置,抽滤,用少量丙酮洗涤,得苦参总碱粗品,放干燥器中干燥,母液放置待用。

4. 注意事项

(1) 有机溶剂易燃易爆,注意防火。

(2) 离子交换树脂预处理时,从装柱到洗涤过程中始终保持液面高于树脂床。

(3) 苦参总碱提取结束后,将树脂回收,提取液置500 mL锥形瓶中保存。

五、苦参碱及氧化苦参碱的色谱鉴定

(一)薄层色谱鉴定

吸附剂:2%氢氧化钠溶液制备的硅胶G薄层板,110 ℃活化0.5小时。

展开剂:三氯甲烷-甲醇-乙醚(44∶0.6∶3),氨饱和;三氯甲烷-甲醇-浓氨水(25∶3∶1);三氯甲烷-甲醇(8∶2),氨饱和。

样品:自制苦参总碱三氯甲烷溶液。

对照品:氧化苦参碱、苦参碱标准品的三氯甲烷溶液。

显色剂:改良碘化铋钾试剂。

(二)柱色谱分离

色谱柱规格:2 cm×50 cm。

吸附剂:230～400目硅胶35 g。

压力:0.3～0.5 kg/cm^2。

样品:取苦参总碱适量,以少量三氯甲烷溶解后湿法上样。

洗脱剂:三氯甲烷-甲醇梯度洗脱。

洗脱:每5 mL为一流份,用硅胶碱性薄层鉴别,以氧化苦参碱、苦参碱标准品为对照,合并单一斑点流份,回收溶剂,得氧化苦参碱和苦参碱纯品。

六、预习要求及思考题

(一)预习要求

(1) 掌握渗漉法提取生物碱的原理、操作方法及影响因素。

(2) 掌握离子交换树脂法提取、纯化生物碱的原理和方法。

(3) 掌握苦参中生物碱显色反应的原理。

(二)思考题

(1) 简述酸水法及离子交换树脂法提取、纯化生物碱的原理。

(2) 简述索氏提取器的提取原理及特点。

实验十一
思考题答案

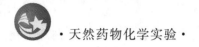

七、记录及实验报告

（1）绘制实验流程图。

（2）绘制 TLC 鉴别图并计算 Rf。

（3）简述酸水法及离子交换法提取、纯化生物碱的原理。

潘韬文（大连医科大学）

实验十二 丁香、苍术等中药挥发性成分的提取、分离和鉴定

一、实验目的

(1) 掌握从天然药物中提取挥发油的原理及方法。
(2) 熟悉丁香、苍术等天然药物所含挥发油主要成分的结构及性质。
(3) 掌握挥发油测定器的使用方法。
(4) 熟悉挥发油成分的一般鉴别方法。

二、丁香、苍术等含挥发油天然药物简介

(一) 丁香

丁香 *Eugenia caryophyllata* Thunb. 为桃金娘科植物,其花蕾含有挥发油,含量可达 16%~19%。丁香挥发油有镇痛、抗菌、消炎作用,可用于治疗牙痛,是临床上广泛应用的急性镇痛药。

丁香挥发油的比重大于水。主要成分为丁香酚(又称丁子香酚,eugenol),此外还含有丁香酚乙酸酯(又称乙酰基丁香酚,eugenol acetate)、石竹烯(又称 β-石竹烯,β-caryophyllene)等。其中丁香酚为具有 C6-C3 骨架的芳香族酚类化合物,丁香酚乙酸酯为其酰化产物,石竹烯为倍半萜烯。

丁香

丁香酚   丁香酚乙酸酯   石竹烯

丁香酚有显著的杀菌作用,作为局部镇痛药可用于龋齿,兼有局部防腐作用。同时,丁香酚具有浓郁而强烈的丁香气息,在化妆品、日用化学品和食用香精中广泛应用。

(二) 苍术

苍术为菊科植物茅苍术 *Atractylodes lancea* (Thunb.) DC. 或北苍术 *Atractylodes chinensis* (DC.) Koidz. 的干燥根茎,具有燥湿健脾、芳香化浊、祛风避秽等作用。主治湿盛困脾、脘腹胀满、食少呕恶、风寒湿痹、湿痰留饮及水肿清泄等。

苍术含 5%~9% 的挥发油,其挥发油的比重小于水。茅苍术主要含苍术醇(hinesol)、苍术素(atractylodin)、β-桉叶油醇(β-eudesmol)等。北苍术主要含苍术酮(atractylone)、β-桉叶油醇、苍术素等。其中苍术醇为螺环结构的倍半萜醇,β-桉叶油醇和苍术酮均为桉烷型双环倍半萜含氧衍生物。β-桉叶油醇为苍术的主要药效成分之一,具有抗缺氧作用,苍术酮具有抗病毒活性,苍术素具有促进胃肠排空作用。

苍术

苍术醇   苍术素   β-桉叶油醇   苍术酮

三、实验原理

由于挥发油不溶于水且具有挥发性,所以可用水蒸气蒸馏法提取挥发油,并可利用挥发油测定器测定所得挥发油的含量。可利用挥发油成分的特征结构或官能团对某些试剂呈颜色反应的特性,进行理化和色谱鉴定。深入的成分鉴定可采用GC-MS。

四、实验仪器和材料

仪器:500 mL、1000 mL 的圆底烧瓶,挥发油测定器(支管在上、刻度在下),挥发油测定器(支管在下、刻度在上),球形冷凝管,电热套,容量瓶,硅胶板 CMC-Na(10 cm×10 cm),硅胶板CMC-Na(10 cm×5 cm),GC-MS 仪。

材料:丁香粗粉,苍术粉,无水硫酸钠,蒸馏水,$FeCl_3$试液,氨性硝酸银试液,$KMnO_4$试液,正己烷或乙醚,乙酸乙酯,丁香酚标准品,石油醚-乙酸乙酯(8.5∶1.5),5%香草醛-浓硫酸溶液等。

五、实验方法

(一)丁香、苍术挥发油的提取

取丁香粗粉 20 g,放入 500 mL 或 1000 mL 圆底烧瓶中,加蒸馏水 300 mL、沸石(或玻璃珠)数粒,振摇后,连接挥发油测定器(支管在上、刻度在下),再接球形冷凝管,并自冷凝管向挥发油测定器的刻度部分添加蒸馏水至溢出到烧瓶为止。用电热套加热,保持馏出液滴速为每秒 2~3 滴,提取至测定管中油量不再增加为止。停止加热,静置,读取挥发油量(mL)。开启下部活塞放出挥发油层(下层),加适量无水硫酸钠干燥后,油层倒入 10 mL 容量瓶或 10 mL具塞试管中或密闭保存。计算药材中挥发油的含量。

挥发油
测定器 a

取苍术粉 15 g,放入 500 mL 或 1000 mL 的圆底烧瓶中,加蒸馏水 300 mL、沸石(或玻璃珠)数粒,振摇后,连接挥发油测定器(支管在下、刻度在上),再接球形冷凝管,并自冷凝管向挥发油测定器的刻度部分添加蒸馏水至溢出到烧瓶为止。用电热套加热,保持馏出液滴速为每秒 2~3 滴,提取至测定管中油量不再增加为止。停止加热,静置,读取挥发油量(mL),开启下部活塞放出挥发油层(上层),加适量无水硫酸钠干燥后,油层倒入 10 mL 容量瓶或 10 mL 具塞试管中或密闭保存。计算药材中挥发油的含量(mL/g)。

挥发油
测定器 b

丁香挥发油可按《中国药典》2020 年版四部通则 2204 挥发油测定法中的乙法进行测定。此外,根据实际情况,亦可酌情选用桂皮、八角茴香、薄荷全草、樟叶等植物原料进行提取。需注意的是,桂皮挥发油比水重,需选用和丁香挥发油相同的提取方法和仪器。各挥发油的鉴别方法可参考《中国药典》2020 年版一部植物油脂和提取物的内容。

(二)丁香、苍术挥发油的分析

1. 定性分析(点滴反应)

样品:丁香挥发油,苍术挥发油。

试剂:$FeCl_3$试液,氨性硝酸银试液,$KMnO_4$试液。

方法:取硅胶 CMC-Na 薄层板(10 cm×10 cm)一块,用铅笔划成格。将供试品用乙醚溶解,用毛细管滴于硅胶 CMC-Na 薄层板相应的格子中,然后分别滴加各种试剂,观察并记录其反应。

试剂	挥发油	
	丁香挥发油	苍术挥发油
FeCl$_3$ 试液		
氨性硝酸银试液		
KMnO$_4$ 试液		

FeCl$_3$ 反应呈阳性,说明该挥发油中含有酚性物质,显蓝色、蓝紫色或绿色。

氨性硝酸银反应呈阳性,说明该挥发油中含有醛类还原性物质。

KMnO$_4$ 反应呈阳性,说明该挥发油中含有还原性物质,产生棕色 MnO$_2$ 沉淀。

2. 薄层鉴别

样品:乙酸乙酯溶解的丁香挥发油、乙酸乙酯溶解的苍术挥发油。

对照品:乙酸乙酯溶解的丁香酚标准品。

薄层板:硅胶 CMC-Na 薄层板(10 cm×5 cm)。

展开剂:石油醚-乙酸乙酯(8.5：1.5)。

显色剂:5%香草醛-浓硫酸溶液,105 ℃加热至斑点清晰。

注意事项:样品用无水硫酸钠脱水后再点样。

(三) GC-MS 分析(选做内容)

样品:丁香挥发油以正己烷或乙醚稀释(1：30)。

对照品:正己烷或乙醚溶解的丁香酚标准品(约 2 mg/mL)。

GC-MS 分析仪

GC 条件:HP-5 MS 柱(30 m×250 mm×0.25 μm),进样口温度 250 ℃,进样量 1 μL,分流比 20：1。程序升温:初温 50 ℃,以每分钟 3 ℃升至 150 ℃,再以每分钟 5 ℃升至 240 ℃,保持 5 分钟。氦气流速为每分钟 1 mL。

MS 条件:EI 离子源,电子能量 70 eV;质量扫描范围为 30 ～450 amu;离子源温度 230 ℃;四极杆温度 150 ℃。

鉴定方法:利用化学工作站,将采集到的质谱与标准谱库(如 NIST 谱库等)进行计算机比对,还可与标准品的保留时间和质谱图比对,基于峰面积归一化法计算各成分相对含量。

六、实验结果与分析

(一) 提取实验

丁香挥发油呈乳白色,具有丁香的辛香气息;苍术挥发油呈淡黄色,具有苍术的浓郁香气。

(二) 理化鉴别

丁香挥发油与三种试剂(FeCl$_3$、氨性硝酸银、KMnO$_4$)反应的现象分别为浅黄绿色、黑色、紫棕色或棕褐色。

苍术挥发油与三种试剂(FeCl$_3$、氨性硝酸银、KMnO$_4$)反应的现象分别为浅绿色(时间长变为红棕色,可能是发生氧化反应所致)、浅灰色、浅褐色。

(三) 薄层鉴别

做薄层鉴别时,避免样品浓度过高,否则导致结果斑点过大,拖尾严重。

丁香挥发油中,丁香酚为主斑点,由前沿到原点斑点的颜色依次为红、黑、黄、紫。

苍术挥发油有多个斑点,说明含有较多成分。由前沿到原点的斑点颜色依次为红、黑、深黄、浅黄、紫色。

七、预习要求及思考题

（一）预习要求

(1) 明确丁香、苍术等中挥发油主要成分的结构及性质。

(2) 明确水蒸气蒸馏法的原理和操作方法。

(3) 明确挥发油的理化鉴定和薄层鉴定的原理和操作要点。

实验十二
思考题答案

（二）思考题

(1) 挥发油测定器有两种,分别为支管在上、刻度在下的,以及支管在下、刻度在上的,丁香挥发油和苍术挥发油的提取分别用哪一种？为什么？

(2) 进行理化鉴别时,$FeCl_3$ 反应、氨性硝酸银反应、$KMnO_4$ 反应,阳性反应的现象分别是什么？说明挥发油中含有哪些物质？

(3) GC-MS 分析中,程序升温的目的是什么？如何进行成分的鉴定？

八、记录及实验报告

（一）记录要求

所有观察到的现象、试剂使用量、实验时间、原始数据、操作方法和步骤,以及最终的鉴定结果,均应及时、准确、详细地记录在实验记录本上,以保证实验记录的完整性、连续性和原始性。

（二）实验报告

实验报告要求包含以下项目:实验目的、实验原理、简要的实验方法和步骤(可用流程图的形式展示),重在描述实验现象、结果及分析和讨论,以及结论等。此外还可包括注意事项、附录部分(如产物的色谱和波谱分析的打印报告)等。

雷高明(河南科技大学)

实验十三 穿山龙中薯蓣皂苷元 的提取、分离和鉴定

一、实验目的

（1）掌握甾体皂苷元的制备方法（甾体皂苷的酸水解，有机溶剂提取和精制甾体皂苷元的方法）。

（2）熟悉甾体皂苷及皂苷元的理化性质。

（3）了解甾体皂苷元的鉴定方法。

二、穿山龙中已知主要成分的理化性质

穿山龙是薯蓣科植物穿龙薯蓣 *Dioscorea nipponica* Makino 的干燥根茎，又名穿地龙、穿龙骨、串山龙，为多年生草本质缠绕藤木。主要分布于我国东北、西北、华北、华中和西南等地。其味苦、性微寒，具有活血化瘀、祛风除湿、清肺化痰的功效。主治风寒湿痹、慢性气管炎、消化不良、劳损扭伤、疟疾、痈肿等症，常被作为提取薯蓣皂苷元的原料，穿山龙中含有多种甾体皂苷，总皂苷经水解可得到薯蓣皂苷元，薯蓣皂苷元的含量可达 1.5%～2.6%。穿山龙中主要化学成分的结构及物理性质如下。

薯蓣皂苷　　　　　　　　　　薯蓣皂苷元

（1）薯蓣皂苷（dioscin）：无定形粉末或针状结晶，熔点 275～277 ℃，可溶于甲醇、乙醇和甲酸，不溶于水，难溶于丙酮和大部分亲脂性溶剂。

（2）薯蓣皂苷元（diosgenin）：白色结晶性粉末，熔点 204～207 ℃，可溶于常用有机溶剂及醋酸，不溶于水，是制备多种甾体药物如口服避孕药（炔诺酮）和甾体激素（如可的松）等的重要原料。

三、实验原理

薯蓣皂苷元在植物体内与糖结合成苷，提取分离时，先用稀酸将薯蓣皂苷水解成薯蓣皂苷元与单糖（葡萄糖、鼠李糖）。因薯蓣皂苷元不溶于水，易溶于有机溶剂，故可用有机溶剂（如石油醚）直接从植物残渣中提取出薯蓣皂苷元。

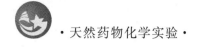

四、实验仪器和材料

仪器：水浴锅、回流装置、索氏提取器、常压蒸馏装置、常压过滤装置、薄层色谱装置、紫外分光光度计等。

材料：穿山龙、浓硫酸、10％（体积比）硫酸溶液、醋酐、碳酸钠粉末、石油醚、无水乙醇、活性炭、苯、乙酸乙酯、25％磷钼酸乙醇溶液、25％三氯乙酸乙醇溶液、薯蓣皂苷元标准品等。

五、实验内容

（一）穿山龙中薯蓣皂苷元的制备

1. 薯蓣皂苷的酸水解

称取穿山龙 50 g，置 500 mL 圆底烧瓶中，加 10％（体积比）硫酸溶液 300 mL，室温浸泡过夜，加热回流 3～6 小时，倾去酸水层，酸性药渣加水洗涤 3 次，然后将药渣倒入乳钵中，加碳酸钠粉末稍加研磨，调 pH 至中性，以水洗涤药渣至中性，将药渣抽干，80 ℃下干燥 12 小时。

2. 有机溶剂提取和精制皂苷元

将干燥的药渣置 500 mL 索氏提取器中，加入石油醚（60～90 ℃沸程）250 mL，于水浴上连续回流提取 4～5 小时，石油醚提取液常压回收至 10～15 mL，倾入小三角瓶中，放冷析晶，滤取结晶，用无水乙醇重结晶，即得薯蓣皂苷元。无水乙醇重结晶时，可使用 1％～2％活性炭脱色。

薯蓣皂苷的
酸水解

```
        穿山龙50 g
         │  加10%（体积比）硫酸水溶液
         │  300 mL，室温浸泡过夜，然后
         │  加热回流3～6小时，放冷
        水解物
         │  倾出酸水层
    酸性药渣（用清水漂洗3次）
         │  将药渣倒入乳钵中，加碳酸钠粉
         │  末稍加研磨，调pH至中性，水洗，
         │  将药渣抽干，80 ℃下干燥12小时
       干燥的药渣
         │  置索氏提取器中，以石油醚
         │ （60～90 ℃沸程）为溶剂于
         │  水浴上连续回流提取4～5小时
      石油醚提取液
         │  常压回收至10～15 mL，倾入小
         │  三角瓶中，放冷使其析出结晶
     粗制薯蓣皂苷元
         │  无水乙醇重结晶
       薯蓣皂苷元
```

（二）薯蓣皂苷元的鉴定

1. 理化鉴别

①醋酐-浓硫酸反应（Liebermann-Burchard 反应）。取样品少许，置白瓷皿中，加冰醋酸 0.5 mL 使溶解，续加醋酐 0.5 mL 搅匀，再于溶液的边缘滴加 1 滴浓硫酸，液体则呈现紫红色，最后变成污绿色。

②三氯醋酸反应(Rosen-Heimer 反应)。将样品的乙醇溶液滴在滤纸上,喷 25％三氯乙酸乙醇溶液,加热至 60 ℃,呈现红色至紫色。

2. 薄层色谱

吸附剂:以羧甲基纤维素钠为黏合剂的硅胶 G 薄层板。

样品:5％自制薯蓣皂苷元的乙醇溶液。

对照品:5％薯蓣皂苷元标准品的乙醇溶液。

展开剂:苯-乙酸乙酯(8∶2)。

显色剂:25％磷钼酸乙醇溶液(喷洒后 110 ℃加热 5 分钟)。

3. 紫外吸收光谱的测定

取样品 5 mg,加入浓硫酸 10 mL,在 40 ℃水浴上加热 1 小时,放冷,测定。薯蓣皂苷元应在 271、415、541 nm 波长处有吸收峰。

六、注意事项

(1)原料经酸水解后应充分洗涤至中性,在干燥药渣的过程中,应注意压散团块和勤翻动,以缩短干燥时间。

(2)在回流提取过程中,由于石油醚极易挥发损失,故水浴温度不宜过高,能使石油醚微沸即可;此外可加快冷凝水的流速,以增强冷凝效果。

(3)在提取过程中,欲检查有效成分是否提取完全,可取其中提取液数滴,滴于白瓷皿中,挥散溶剂,观察有无残留物,然后进行醋酐-浓硫酸反应。若反应呈阴性,说明已提取完全。

七、预习要求及思考题

(一)预习要求

(1)掌握酸水解法提取甾体皂苷元的原理及注意事项。

(2)苷元的制备方法。

(二)思考题

(1)从植物中提取甾体皂苷元可采用的方法是什么?

(2)如何鉴别甾体皂苷和三萜皂苷?

八、记录及实验报告

(1)详细记录定性反应结果。

(2)绘制层析结果模拟图并计算 Rf。

(3)分析讨论实验结果,说明成功或失败的原因。

实验十三
思考题答案

陈杰(江西中医药大学)

实验十四　穿心莲内酯的提取、分离和鉴定

▶▶ ▶

一、实验目的

（1）掌握渗漉法提取穿心莲内酯类成分的方法。

（2）学习用活性炭除去叶绿素和其他杂质的方法。

（3）掌握 α、β-不饱和内酯的呈色反应。

二、穿心莲中已知主要成分的理化性质

穿心莲为爵床科植物穿心莲 *Andrographis paniculata*（Burm. f.）Nees 的干燥地上部分，又名一见喜或榄核莲，临床上对菌痢、上呼吸道感染及钩端螺旋体病均有较好的疗效。已经证实穿心莲的有效成分是二萜内酯类化合物。

穿心莲中主要已知成分的物理性质如下。

1. 穿心莲内酯（andrographolide，穿心莲乙素）

穿心莲

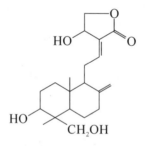

无色四方形柱状结晶，易溶于丙酮、甲醇、乙醇，微溶于氯仿、乙醚，难溶于水、石油醚、苯，味极苦。

2. 脱氧穿心莲内酯（deoxyandrographolide，穿心莲甲素）

无色片状结晶（丙酮、乙醇或氯仿中结出）或无色针状结晶（乙酸乙酯中结出），易溶于甲醇、乙醇、丙酮、氯仿，可溶于乙醚，微溶于水，味稍苦。

3. 新穿心莲内酯(neoandrographolide,穿心莲丙素)

无色柱状结晶,易溶于甲醇、乙醇、丙酮,较难溶于苯、乙醚、氯仿,微溶于水,无苦味。

4. 14-脱氧-11-氧化穿心莲内酯(14-dexy-11-oxoandrographolide)

无色针状结晶,熔点 98～100 ℃。

三、实验原理

根据穿心莲内酯类成分的溶解性能,用乙醇渗漉法进行提取。本实验涉及的知识点:渗漉法、除去叶绿素的方法、结晶法、色谱法。

四、实验仪器和材料

仪器:烧杯,乳钵,玻棒,滤纸,渗漉筒,布氏漏斗,显色剂喷瓶,薄层层析缸,硅胶薄层板,电热套,水浴锅,循环水真空泵,试管。

材料:穿心莲粗粉,乙醇,活性炭,氯仿,亚硝酰铁氰化钠,10％NaOH 溶液,吡啶,Kedde 试剂,碘,穿心莲内酯和脱氧穿心莲内酯标准品。

五、实验方法

(一) 提取与分离

取穿心莲粗粉 200 g,加少量 95％乙醇闷润 30 分钟。装入渗漉筒中,然后加入乙醇(以没过药粉 1～2 cm 为度)浸泡数小时,渗漉时控制流速在每分钟 3 mL 左右(乙醇总用量为生药量的 8～10 倍)。收集渗漉液,浓缩至 600 mL 左右,加活性炭回流 30 分钟脱色至溶液呈黄色或稍带绿色,趁热过滤。滤液回收溶剂至适量,放冷即析出结晶,为穿心莲内酯粗品。滤液回收乙醇,加氯仿少许溶解,做薄层色谱鉴定用。

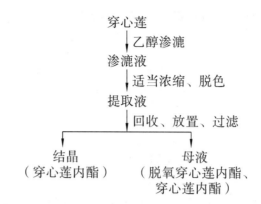

```
            穿心莲
              │ 乙醇渗漉
           渗漉液
              │ 适当浓缩、脱色
           提取液
              │ 回收、放置、过滤
      ┌───────┴───────┐
    结晶            母液
 （穿心莲内酯）  （脱氧穿心莲内酯、
                  穿心莲内酯）
```

（二）鉴定

1. 薄层色谱法

吸附剂：硅胶 G-CMC-Na。

对照品：穿心莲内酯、脱氧穿心莲内酯。

展开剂：氯仿-无水乙醇(10∶1)。

显色：碘蒸气熏。

2. 显色反应

(1) Legal 反应：取试样少许，用吡啶溶解，加 0.3％亚硝酰铁氰化钠溶液 2 滴，10％NaOH 溶液 1 滴，摇匀。观察颜色。

(2) Kedde 反应：取试样少许，用乙醇溶解，加 Kedde 试剂 2 滴，观察显色情况。

六、预习要求及思考题

（一）预习要求

(1) 掌握渗漉法的原理及注意事项。

(2) 定性反应的原理。

（二）思考题

(1) 在中草药成分分离过程中，除去叶绿素一般有哪几种方法？

(2) 试说明显色反应的原理。

实验十四
思考题答案

七、记录及实验报告

(1) 详细记录显色反应结果。

(2) 绘制层析结果模拟图并计算 Rf。

(3) 分析讨论实验结果，说明成功或失败的原因。

张翠利（黄河科技学院）

实验十五 甘草中甘草次酸的提取、分离和鉴定

一、实验目的

（1）掌握天然药物中三萜类化合物的提取、分离和鉴定方法。

（2）掌握低压柱色谱和制备性薄层色谱的特点及操作方法。

（3）了解三萜皂苷类化合物常用的苷键裂解方法及其在结构研究中的应用。

二、甘草中已知成分的理化性质

（1）18α-甘草次酸(18α-glycyrrhetinic acid)：分子式 $C_{30}H_{46}O_4$，片状结晶，熔点 283 ℃，旋光度＋140.0(乙醇)。易溶于三氯甲烷、甲醇和乙醇。

（2）18β-甘草次酸(18β-glycyrrhetinic acid)：分子式 $C_{30}H_{46}O_4$，针状结晶，熔点 296 ℃，旋光度＋86.0(乙醇)。易溶于三氯甲烷、甲醇和乙醇。

（3）甘草酸(glycyrrhizic acid)：分子式 $C_{42}H_{62}O_{16}$，柱状结晶，熔点 220 ℃，旋光度＋46.2(乙醇)。易溶于热水，可溶于热稀乙醇，几乎不溶于无水乙醇。

（4）甘草酸单钾盐(potassium glycyrrhizinate)：分子式 $C_{42}H_{61}KO_{16}$，针状结晶，熔点 212～217 ℃，旋光度＋46.9(40%乙醇)。易溶于稀碱溶液，可溶于冷水(约 1∶50)，难溶于甲醇。

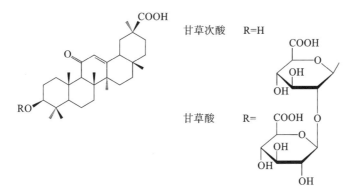

三、实验仪器和材料

仪器：电热套、水浴锅、天平、真空泵、分液漏斗、紫外分光光度计、超声波清洗仪、恒温干燥箱、乳钵、锥形瓶、玻璃色谱柱、铁架台、十字夹、铁夹、铁圈、药匙、剪刀、烧杯、玻棒、滴管、pH试纸、抽滤瓶、布氏漏斗、滤纸、量筒、喷雾瓶、展开缸、毛细点样管等。

材料：甘草粗粉、无水乙醇、冰醋酸、氢氧化钾、浓硫酸、三氯甲烷、乙酸乙酯、稀硫酸、甘草次酸标准品等。

69

四、甘草次酸的提取分离

（一）概述

甘草为豆科甘草属植物甘草 *Glycyrrhiza uralensis* Fisch.、胀果甘草 *Glycyrrhiza inflata* Bat. 或光果甘草 *Glycyrrhiza glabra* L. 的干燥根和根茎,目前市场上所售商品甘草的主要来源为 *Glycyrrhiza uralensis* Fisch.,又称乌拉尔甘草。甘草是一味重要的常用中药,其性平,味甘,具有补脾益气、清热解毒、祛痰止咳、缓急止痛、调和诸药的功效,用于脾胃虚弱,倦怠乏力,心悸气短,咳嗽痰多,脘腹、四肢挛急疼痛,痈肿疮毒,缓解药物毒性、烈性等。

甘草

甘草所含化学成分主要有黄酮类、香豆素类、桂皮酸衍生物、氨基酸等。甘草中三萜类化合物主要为齐墩果烷型五环三萜,其中产生甘草甜味的成分主要是三萜苷类化合物。甘草酸(glycyrrhizic acid)又称甘草甜素(约含 10%),是甘草甜味的代表性成分,具有起泡性,但溶血作用弱,在生药中以钾盐或钙盐形式存在,水解可得到两分子葡萄糖醛酸和甘草次酸(glycyrrhetinic acid)。甘草酸和甘草次酸均具有抗炎、抗肿瘤和肾上腺皮质激素样作用,是甘草重要的有效成分。甘草次酸可制成抗炎、抗过敏制剂,用于治疗风湿性关节炎、气喘、过敏性及职业性皮炎、眼耳鼻喉科炎症及溃疡等。

（二）实验流程图

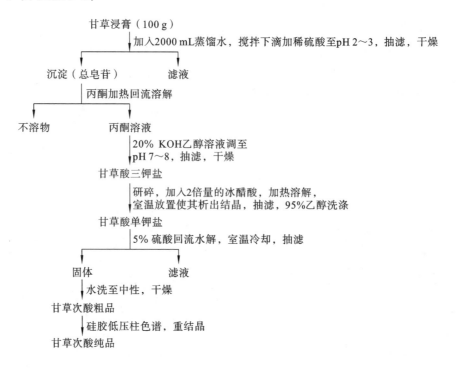

（三）操作步骤

1. 甘草总皂苷的提取

称取 100 g 甘草浸膏,置乳钵中研碎,分次加入 2000 mL 蒸馏水溶解,在搅拌下滴加稀硫酸(1:8,体积比)至 pH 2～3,析出大量棕黄色沉淀,静置,待沉淀完全后,抽滤,得棕黄色沉淀。沉淀用蒸馏水洗至中性,干燥,得甘草总皂苷。

2. 甘草次酸粗品的制备

取甘草总皂苷,置乳钵中研成细粉,分别用丙酮 150、100、100 mL 回流提取 2、1、1 小时,每次回流液趁热过滤,滤液放冷后用 20% KOH 乙醇溶液调至 pH 7～8,析出大量褐红色粉末状沉淀,抽滤,干燥,得甘草酸三钾盐粗品。

将甘草酸三钾盐粗品称量后,置乳钵中研成细粉,加入约 2 倍量的冰醋酸(40 mL),加热使其全部溶解,室温放置 24 小时,析出结晶,抽滤,用 95％乙醇洗涤,得甘草酸单钾盐。

乳钵

称取 3 g 甘草酸单钾盐置 100 mL 圆底烧瓶中,加入 5％硫酸 30 mL,加热回流 1.5 小时,冷却至室温后抽滤,用蒸馏水洗至中性,干燥,得甘草次酸粗品。

3. 甘草次酸硅胶薄层色谱溶剂系统条件的寻找

吸附剂:硅胶 GF_{254}。

样品:甘草次酸的二氯甲烷溶液。

溶剂:石油醚、环己烷、苯、二氯甲烷、三氯甲烷、乙醚、丙酮、乙酸乙酯、乙醇、甲醇、水、冰醋酸、氨水等。

显色:①254 nm 紫外光下观察;②喷 10％硫酸乙醇溶液,加热显色。

4. 甘草次酸的低压硅胶柱色谱分离

吸附剂:薄层用硅胶 H 30 g(湿法装柱)。

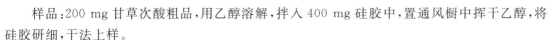
紫外灯

色谱柱:2.5 cm×50 cm。

压力:0.3～0.5 kg/cm^2。

样品:200 mg 甘草次酸粗品,用乙醇溶解,拌入 400 mg 硅胶中,置通风橱中挥干乙醇,将硅胶研细,干法上样。

洗脱:三氯甲烷-丙酮梯度洗脱。先用三氯甲烷 50 mL 洗脱,后依次用三氯甲烷-丙酮(10∶1)100 mL、(8∶1)100 mL、(6∶1)适量洗脱,收集流份,每流份 10 mL,鉴别后合并单斑点,浓缩,稀醇重结晶得甘草次酸纯品。

5. 甘草次酸的结构鉴定

(1) 甘草次酸的薄层鉴定。

吸附剂:硅胶 GF_{254}。

溶剂系统:自选(三种溶剂系统)。

样品:柱色谱所得甘草次酸纯品的二氯甲烷溶液、甘草次酸标准品的二氯甲烷溶液。

显色:①254 nm 紫外光下观察;②喷 10％硫酸乙醇溶液,加热显色。

(2) 甘草次酸的物理常数和波谱测定:测定甘草次酸的熔点及其 UV、IR、^{1}H-NMR 和 ^{13}C-NMR等波谱数据,并与文献对照,进行数据分析与结构鉴定。

五、注意事项

(1) 制备过程中得到的甘草酸三钾盐需要在干燥器中保存,避免吸潮。

(2) 操作低压柱色谱时,注意将玻璃柱固定密封好,并且压力不要过大,以防止玻璃柱爆裂。

干燥器

六、预习要求及思考题

(一) 预习要求

(1) 皂苷的结构特点、苷键裂解常用的方法、原理及应用。

(2) 硅胶色谱的原理以及柱色谱和薄层色谱的操作方法。

(3) 甘草酸三钾盐用冰醋酸处理得甘草酸单钾盐的原理是什么?

(二) 思考题

(1) 甘草中甘草酸及甘草次酸提取原理是什么?

(2) 甘草总皂苷还有哪些提取方法?

实验十五
思考题答案

（3）甘草酸鉴别方法有哪些？

七、记录及实验报告

（1）绘制实验流程图、主要装置图。

（2）绘制薄层色谱鉴别图并计算 Rf。

（3）简述判别药材中是否含有皂苷的方法。区分三萜皂苷和甾体皂苷的方法有哪些？

潘韬文（大连医科大学）

实验十六　八角茴香挥发油的提取、分离和鉴定

一、实验目的

（1）通过八角茴香油的提取，掌握水蒸气蒸馏法提取挥发油的原理和操作。

（2）掌握挥发油中固体成分的分离和挥发油的一般鉴定方法。

（3）掌握挥发油的薄层色谱鉴定和单向二次薄层色谱鉴定方法。

（4）掌握药材中挥发油的含量测定方法。

二、八角茴香中已知主要成分的理化性质

八角茴香为木兰科八角属植物八角茴香 *Illicium verum* Hook. f. 的干燥成熟果实。八角茴香是我国特有的芳香植物，主要分布于广西、广东、云南、四川等地。果实含挥发油 5%～12%（果皮中较多，《中国药典》规定不少于 4%），此外含脂肪油约 22%（主要存在于种子中）及蛋白质、树胶、树脂等。其挥发油称八角茴香油（亦可从八角茴香的新鲜枝叶中提取），相对密度为 0.975～0.988（25 ℃），折光率为 1.553～1.560（20 ℃），旋光度为 −2°～+1°。无色或淡黄色的澄清液体，气味与八角茴香类似；冷时常发生混浊或析出结晶，加温后又澄清；在 90% 乙醇中易溶。八角茴香油具有杀虫、杀菌、抗氧化等活性，在食品、医药和化妆品领域应用广泛。

知识链接

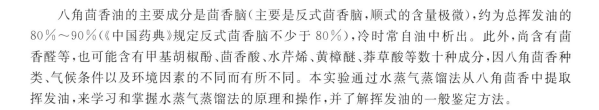

除水蒸气蒸馏法外，八角茴香油的提取还可以采用有机溶剂萃取（索氏提取、超声波提取等）、超临界流体萃取等方式。由于生产工艺的不同，八角茴香油的化学组成及生理活性存在较大差异，用途也不同。水蒸气蒸馏提取的八角茴香油为无色或淡黄色的澄明液体，一般用于食品添加剂和医药领域；有机溶剂萃取的八角茴香油为绿色至褐色黏稠液体，含有挥发油、蜡和树脂等成分，可作为香精香料的原料及抗氧化剂；超临界流体萃取的八角茴香油品质较好，但设备昂贵，操作成本高，难以实现工业化生产。

八角茴香

八角茴香油的主要成分是茴香脑（主要是反式茴香脑，顺式的含量极微），约为总挥发油的 80%～90%（《中国药典》规定反式茴香脑不少于 80%），冷时常自油中析出。此外，尚含有茴香醛等，也可能含有甲基胡椒酚、茴香酸、水芹烯、黄樟醚、莽草酸等数十种成分，因八角茴香种类、气候条件以及环境因素的不同而有所不同。本实验通过水蒸气蒸馏法从八角茴香中提取挥发油，来学习和掌握水蒸气蒸馏法的原理和操作，并了解挥发油的一般鉴定方法。

（一）茴香脑（anethole）

反式茴香脑　　　　　　　　　　顺式茴香脑

茴香脑又称大茴香醚、茴香烯、茴香醚，分子式 $C_{10}H_{12}O$，分子量 148.21，有反式和顺式两种立体异构体。白色结晶或无色至淡黄色液体，熔点 21.4 ℃，沸点 235 ℃，有茴香气味。茴香脑在 20 ℃以下为白色结晶状物，从油中析出称为"脑"，温度上升则熔化成油状液体。与乙醚、三氯甲烷混溶，溶于苯、乙酸乙酯、丙酮、二硫化碳和石油醚，几乎不溶于水。

（二）茴香醛（anisaldehyde）

茴香醛，分子式 $C_8H_8O_2$，有两种状态：棱晶，熔点 36.3 ℃，沸点 236 ℃；液体，熔点 0 ℃，沸点 248 ℃。

（三）其他成分

甲基胡椒酚　　　　　茴香酸　　　　　α-水芹烯　　　　　β-水芹烯

黄樟醚　　　　　　　莽草酸

甲基胡椒酚（methylchavicol），分子式 $C_{10}H_{12}O$，为无色液体，沸点 215~216 ℃。

茴香酸（anisic acid），分子式 $C_8H_8O_3$，为针状结晶，熔点 184 ℃，沸点 275~280 ℃。

水芹烯（phellandrene），分子式 $C_{10}H_{16}$，包括 α-水芹烯和 β-水芹烯两种同分异构体，沸点分别为 173~175 ℃和 175~177 ℃，常以混合物的形式存在。无色或淡黄色油状液体，不溶于水，溶于乙醇等有机溶剂，遇空气易氧化。

黄樟醚（safrole），分子式 $C_{10}H_{10}O_2$，为无色至淡黄色液体，熔点 11 ℃，沸点 234 ℃，有黄樟根的香气。溶于乙醇、乙醚、三氯甲烷、动植物油、矿物油，不溶于水和甘油。

莽草酸（shikimic acid），又称毒八角酸，分子式 $C_7H_{10}O_5$，分子量 174.15，为无色针状结晶（甲醇-乙酸乙酯），熔点 190~191 ℃。在 100 mL 水中可溶解 18 g，100 mL 无水乙醇中可溶解 2.5 g，几乎不溶于三氯甲烷、苯、石油醚。

三、实验原理

本实验用水蒸气蒸馏法提取挥发油。利用难溶或不溶于水的成分能随水蒸气蒸馏出来的性质提取挥发油；再利用挥发油与水互不相溶的性质用盐析和溶剂萃取的方法分离挥发油；再从油中用冷冻析脑的方法分离出茴香脑。挥发油的组成成分较复杂，常含有烷烃、烯烃、醇、酚、醛、酮、酸、醚等,因此可以用一些显色试剂在薄层板上进行喷洒显色,从而了解挥发油的组成成分类型。挥发油中各类成分的极性各不相同:一般不含氧的烃类和萜类化合物极性较小,在薄层板上可被石油醚较好地展开;含氧的烃类和萜类化合物极性较大,不易被石油醚展开,但可被石油醚和乙酸乙酯的混合溶剂展开。因此,为了使挥发油中各成分能在一块薄层板上进行分离,常采用单向二次薄层色谱法展开。

知识链接

水蒸气蒸馏法适用于具有挥发性的能随水蒸气蒸馏而不被破坏且难溶或不溶于水的成分的提取。此类成分的沸点多在 100 ℃ 以上,并在 100 ℃ 左右有一定的蒸气压。水蒸气蒸馏法所依据的原理是当两种互不相溶的液体共存时,各组分的蒸气压与它们在纯粹状态时的蒸气压相等,而另一液体的存在并不影响其蒸气压,混合体系的总蒸气压等于两纯组分的蒸气压之和。由于体系的总蒸气压比任何一种组分的蒸气压高,所以混合物的沸点要比任一组分的沸点低。

四、实验仪器和材料

仪器:简易水蒸气蒸馏装置(烧瓶、冷凝管、接收器等),阿培折光仪(阿贝折光仪),载玻片,挥发油测定器,分液漏斗,锥形瓶,乳钵,玻棒,滤纸,布氏漏斗,烧瓶,冷凝管,量筒,铁架台,铁圈,烧瓶夹,显色剂喷瓶,层析缸,硅胶 G 薄层板,电热套,水浴锅,循环水真空泵,天平,冰箱等。

材料:八角茴香,茴香脑标准品,氯化钠,乙醚,石油醚(30~60 ℃),乙酸乙酯,乙醇,香草醛-浓硫酸试剂,荧光素-溴试剂,2,4-二硝基苯肼试剂,0.05%溴甲酚绿乙醇试剂,三氯化铁乙醇溶液,碱性高锰酸钾试剂,0.05%溴酚蓝试剂等。

五、实验内容

(一)八角茴香挥发油的提取

1. 实验流程

八角茴香50 g研碎
　↓　水蒸气蒸馏(加水约250 mL)至馏出液变
　　　为澄清甚至无挥发油气味时,停止蒸馏
馏出液(加NaCl饱和)
　↓　静置,乙醚萃取3次,合并
乙醚层
　↓　加适量的无水硫酸钠,静置,过滤
滤液
　↓　水浴上回收乙醚
八角茴香残留液

2. 操作步骤

(1)水蒸气蒸馏:称取八角茴香 50 g,研碎后置于 500 mL 圆底烧瓶中,加水约 250 mL 浸

简易水蒸气
蒸馏装置

其他水蒸气
蒸馏装置

阿培折光仪
结构图

阿培折光仪

润,加热进行水蒸气蒸馏,至馏出液不再混浊(不再有油滴)甚至无挥发油气味为止,收集馏出液约 150 mL。

(2)盐析萃取:将收集的馏出液加 NaCl 使之饱和,每 10 mL 馏出液加 NaCl 约 3 g,搅拌后静置。小心转移到分液漏斗中,注意不要把 NaCl 颗粒带入,用乙醚萃取 3 次,用量依次为 50、30、30 mL。合并乙醚层,加适量的无水硫酸钠,静置。然后过滤,转移至干燥圆底烧瓶中。

(3)八角茴香油的收集:水浴加热回收乙醚,至残留液无醚味为止。残留液即为八角茴香油。称量产品,测折光率,计算收率,并记录八角茴香油的色泽和气味。冷藏备用。

3．注意事项

(1)圆底烧瓶中加水量不得超过 2/3。

(2)加热温度不可过高,并加沸石或玻璃珠避免暴沸。

(3)通过观察馏出液的混浊程度来判断挥发油是否提取完全。最初的馏出液中含油量较多,明显混浊;随着馏出液中油量的减少,混浊度也降低,至馏出液变为澄清甚至无挥发油气味时,停止蒸馏。

(4)回收乙醚时注意尽可能不要使用明火,以免发生事故。

(5)挥发油易挥发逸失,进行转移等操作时,应准确、及时,不宜久放。

(二)茴香脑的分离

将八角茴香油置冰箱中冷冻 1～3 小时,即有白色结晶析出,低温过滤后压干,所得结晶即为茴香脑,滤液为析出茴香脑后的八角茴香油。

(三)八角茴香油的鉴定

1．折光率测定

采用阿培折光仪测定八角茴香油产品的折光率,与文献值对照分析。

知识链接

按《中国药典》2020 年版四部"0622 折光率测定法"测定

采用阿培折光仪的白光光源测定供试品相对于空气的折光率,供试品温度为 20 ℃。测定用的阿培折光仪须能读数至 0.0001,测量范围 1.3～1.7,测定时应调节温度至 20 ℃±0.5 ℃,测量后再重复读数 2 次,3 次读数的平均值即为供试品的折光率。测定前,阿培折光仪读数应使用校正用棱镜或水进行校正,水的折光率在 20 ℃时为 1.3330,25 ℃时为 1.3325,40 ℃时为 1.3305。

2．油斑试验

将适量八角茴香油滴于滤纸片上,放置数分钟(挥动纸片或加热烘烤),观察油斑是否消失。

3．薄层板显色反应

取硅胶 G 薄层板 1 块,用铅笔画线分成 7 个方格。将挥发油试样用 5～10 倍量乙醇稀释后,用毛细管分别滴加于每个小方格中,再将显色试剂用滴管滴于挥发油试样斑点上,观察颜色变化,初步推测八角茴香油中可能含有的化学成分的类型。

(1)1%香草醛-浓硫酸试剂:可与挥发油反应产生紫色、红色等颜色变化。

(2)荧光素-溴试剂:如产生黄色,表明含有不饱和化合物。

（3）2,4-二硝基苯肼试剂：如产生黄色,表明含有醛或酮类化合物。

（4）0.05％溴甲酚绿乙醇试剂：如产生黄色,表明含有酸性化合物。

（5）三氯化铁乙醇溶液：如产生蓝色、紫色或绿色,表明有酚类成分存在。

（6）碱性高锰酸钾试剂：如褪色,表明含有不饱和化合物。

（7）0.05％溴酚蓝试剂：为 pH 指示剂,pH＝3.0 时呈黄色,pH＝4.6 时呈蓝紫色。

4. 薄层色谱鉴定

取八角茴香油、茴香脑标准品和自制茴香脑、析出茴香脑后的八角茴香油适量分别溶于乙酸乙酯中作为供试液,分别点于同一块薄层板上,展开后显色。自制茴香脑应显单一斑点并和茴香脑标准品色泽相同,Rf 一致；八角茴香油应在与茴香脑标准品相对应的位置显最大斑点,且色泽相同；析出茴香脑后的八角茴香油应缺少与茴香脑标准品相对应的斑点,或相应斑点显色较淡。

薄层板：硅胶 G。

展开剂：石油醚(30～60 ℃)-乙酸乙酯(9:1)。

对照品：茴香脑标准品。

样品：八角茴香油、自制茴香脑、析出茴香脑后的八角茴香油。

显色剂：1％香草醛-浓硫酸,120 ℃ 加热 5 分钟。

5. 薄层色谱单向二次展开鉴定

取硅胶 G 薄层板(6 cm×15 cm),在距底边 1.5 cm 和 8 cm 处分别用铅笔画起始线和中线。将八角茴香油溶于乙酸乙酯,用毛细管点于起始线上呈一长条形。先用石油醚(30～60 ℃)-乙酸乙酯(85:15)为展开剂展开至薄层板中线处时取出,挥去展开剂,再用石油醚(30～60 ℃)展开至接近薄层板顶端时取出。挥去展开剂后,分别用下列显色剂喷雾显色。观察斑点的数量、位置和颜色,推测挥发油中可能含有化学成分的种类和数量。

（1）1％香草醛-浓硫酸试剂：可与挥发油反应产生紫色、红色等斑点。

（2）荧光素-溴试剂：如产生黄色斑点,表明含有不饱和化合物。

（3）2,4-二硝基苯肼试剂：如产生黄色斑点,表明含有醛或酮类化合物。

（4）0.05％溴甲酚绿乙醇试剂：如产生黄色斑点,表明含有酸性化合物。

6. 挥发油含量测定

称取八角茴香约 15 g(准确至 0.01 g),研碎后置圆底烧瓶中,加水约 300 mL 与玻璃珠数粒,振摇混合后,连接挥发油测定器与回流冷凝管。自冷凝管上端加水使充满挥发油测定器的刻度部分,并溢流入烧瓶时为止。缓缓加热至沸,并保持微沸状态,至挥发油测定器中油量不再增加时停止加热。待油水完全分层后,开启测定器下端活塞,放出适量水,至油层上线恰与刻度 0 线齐平,读取挥发油量,按相对密度 0.98 计算八角茴香中挥发油的含量(％)。

$$挥发油含量(\%)=\frac{挥发油体积×0.98}{药材质量}×100\%$$

知识链接

按照《中国药典》2020 年版四部通则"2204 挥发油测定法"中的甲法测定。根据课时安排,其中的提取时间、放置时间可适当缩短。

甲法：本法适用于测定相对密度在 1.0 以下的挥发油。取供试品适量(相当于含挥发油 0.5～1.0 mL),称定重量(准确至 0.01 g),置烧瓶中,加水 300～500 mL(或适量)与玻璃珠数粒,振摇混合后,连接挥发油测定器与回流冷凝管。自冷凝管上端加水使充满挥发油测定器的刻度部分,并溢流入烧瓶时为止。置电热套中或用其他适宜方法缓缓加热至沸,并保持微沸约 5 小时,至挥发油测定器中油量不再增加,停止加热,放置片刻,开启挥发油测定器下端的活塞,将水缓缓放出,至油层上端到达刻度 0 线上面 5 mm 处为止。放置 1 小时以上,再开启活塞使油层下降至其上端恰与刻度 0 线平齐,读取挥发油量,并计算供试品中挥发油的含量(%)。

7. 注意事项

(1) 挥发油易挥发逸失,因此进行薄层色谱鉴定时,操作应迅速及时,不宜久放。

(2) 进行薄层色谱单向二次展开时,先用极性较大的展开剂展开至中线,再用极性较小的展开剂展开。在第一次展开后,应将展开剂完全挥干后再进行第二次展开,否则将影响第二次展开的展开剂的极性,从而影响分离效果。

(3) 喷香草醛-浓硫酸显色剂时,应于通风橱内进行;用溴甲酚绿乙醇试剂显色时,应避免在酸性条件下进行。

六、预习要求及思考题

(一)预习要求

(1) 掌握水蒸气蒸馏法提取挥发油的原理和操作。

(2) 掌握挥发油鉴定的原理和操作要求。

(二)思考题

(1) 在水蒸气蒸馏的馏出液中加 NaCl 饱和后再萃取的作用是什么?

(2) 从八角茴香油中分离茴香脑的原理是什么?

(3) 提取八角茴香油能否改用在水浴下用乙醚直接浸提的方法? 此法有什么缺点?

(4) 采用薄层板喷显色剂鉴别挥发油组成的优点是什么?

(5) 薄层色谱单向二次展开鉴别挥发油中的成分有什么优点? 为什么第一次展开所用的展开剂的极性要大于第二次展开所用的展开剂的极性?

(6) 实验中哪些不当操作可导致挥发油提取率(收率)减少? 应怎样克服?

七、记录及实验报告

(1) 详细记录提取分离中发生的现象以及鉴定结果。

(2) 绘制薄层色谱结果模拟图并进行相应分析。

(3) 分析讨论实验结果,说明成功或失败的原因。

汤海峰(空军军医大学)

实验十六
思考题答案

实验十七　人参中人参多糖的提取和含量测定（设计性实验）

一、实验目的

（1）通过对人参中主要活性成分人参多糖进行提取分离实验设计，掌握多糖类成分的提取分离方法。

（2）掌握文献查阅和数据处理的方法。

（3）熟悉天然药物基础研究方法。

（4）了解人参多糖的理化性质及生物活性。

二、人参多糖概述

人参多糖是中药人参中主要活性成分，它由人参淀粉和人参果胶两部分组成，大约 80% 为人参淀粉，20% 为人参果胶，药理活性部分主要是量少的人参果胶，人参果胶由两种酸性杂多糖 SA 和 SB 组成：SA 以中性糖为主，其中半乳糖、阿拉伯糖、鼠李糖的物质的量之比为 4.7∶2.6∶1，半乳糖醛酸含量为 26%；SB 以酸性糖为主，半乳糖醛酸含量为 76%，半乳糖、阿拉伯糖、鼠李糖的物质的量之比为 3.3∶1.8∶1。现代药理研究表明人参多糖具有抗肿瘤、免疫调节、降血糖、抗氧化和抗疲劳等作用。

三、实验形式及课时安排

（1）通过文献查阅，经小组讨论，设计一套可行性强、简单易行并具有一定科学性的实验方案，经筛选，确定 1～2 个较优方案统一实施。

（2）实验分 3 次进行，每次 3～5 学时。

四、实验设计原则

（1）实验原理正确，实验材料和实验手段的选择要恰当，整个设计思路和实验方法的确定都不能偏离多糖类成分提取分离及含量测定的基本知识及基本技能。

（2）新技术、新方法与传统技术、方法有机结合。

（3）实验设计时，从实验原理、实验实施到实验结果的产生，都切实可行。

（4）实验材料要容易获得，装置简单，药品便宜，操作简便，步骤较少，时间较短。

（5）体现环保原则。

五、实验设计步骤

（1）复习教材中多糖类成分的相关知识，查阅文献。

（2）小组讨论。

（3）详细拟订"人参中人参多糖的提取和含量测定"的实验方法，实验前 15 天以纸质版（打印或手写）形式上交。

六、实验设计格式

（1）实验题目。

（2）设计者班级、组号、姓名。

（3）实验目的。

（4）实验概述：内容包括植物来源及功效、人参主要化学成分、含量测定的原理。

（5）实验步骤：操作步骤要详细、周密，文字和图示表达规范。

（6）计算与分析方法。

（7）注明引用文献的来源。

实验十七
思考题答案

七、思考题

（1）请说出几种常见的多糖类成分提取方法。

（2）含量测定时，如果选择定量滤纸过滤，为什么要弃去一定量的初滤液？

（3）用 Sevag 法脱蛋白的原理是什么？

（4）多糖含量测定一般选用什么方法？

八、记录及实验报告

（1）详细记录实验中每一步药材及试剂用量，用于后续的计算。

（2）绘制标准曲线，并计算多糖类成分的含量。

（3）分析讨论实验结果，说明成功或失败的原因。

付雪艳（宁夏医科大学）

实验十八　女贞子中齐墩果酸的提取、分离和鉴定

一、实验目的

（1）通过女贞子中齐墩果酸的提取分离，掌握碱溶盐析法提取分离三萜皂苷元的操作方法及原理。

（2）掌握三萜皂苷元的主要性质及鉴定方法。

二、女贞子中已知主要成分的理化性质

女贞子为木犀科植物女贞 *Ligustrum lucidum* Ait. 的干燥成熟果实。女贞子主要含有三萜类、黄酮类、环烯醚萜类和苯乙醇苷类化合物等，现代研究表明三萜类化合物齐墩果酸（oleanolic acid，OA）和熊果酸（ursolic acid，UA）是主要有效成分。齐墩果酸以游离态的形式存在于女贞子中，其含量由高到低依次为外中果皮、全果实、肉果皮、种仁。

特女贞苷：分子式 $C_{31}H_{42}O_{17}$，分子量 686.62。类白色粉末，熔点 152～155 ℃。易溶于甲醇、乙醇，不溶于石油醚。

齐墩果酸：分子式 $C_{30}H_{48}O_3$，分子量 456.71。白色针状结晶（乙醇），熔点 308～310 ℃，可溶于热甲醇、乙醇、乙醚、氯仿、丙酮等，不溶于水。

熊果酸：分子式 $C_{30}H_{48}O_3$，分子量 456.68。白色针状结晶（乙醇），熔点 283·288 ℃，易溶于甲醇、丙酮、吡啶，可溶于热乙醇，微溶于苯、氯仿、乙醚，不溶于水。

乙酰齐墩果酸（acetyl oleanolic acid）：分子式 $C_{32}H_{50}O_5$，分子量 498.75。白色细针晶，熔点 262～263 ℃，溶于氯仿、乙醚、无水乙醇，不溶于水。

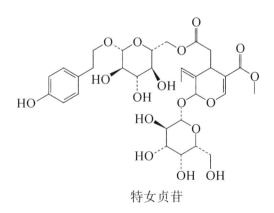

特女贞苷

女贞子

齐墩果酸　　R=H
乙酰齐墩果酸　R=OCOCH₃

熊果酸

三、实验原理

由于女贞子中齐墩果酸以游离态的形式存在于果实中,所以可采用碱溶盐析法提取齐墩果酸。

四、实验仪器和材料

仪器:圆底烧瓶、玻棒、滤纸、脱脂棉、玻璃漏斗、布氏漏斗、冷凝管、铁架台、铁圈、烧瓶夹、显色剂喷瓶、薄层层析缸、硅胶 G 薄层板、水浴锅、干燥箱、真空泵、紫外灯等。

材料:女贞子果皮粗粉、盐酸、浓硫酸、醋酐、氯仿、乙醇、氢氧化钠、正己烷、丙酮、环己烷、乙酸乙酯、齐墩果酸标准品等。

五、实验内容

1. 提取(煎煮法)

称取女贞子果皮粗粉 50 g,置烧杯中,加入新配制的 NaOH 溶液(1 mol/L)400 mL,90 ℃ 提取 40 分钟,趁热过滤。重复 3 次,合并滤液。

2. 分离与精制(盐析重结晶)

滤液中加入适量食盐,搅拌至溶解,放冷后待析出沉淀后抽滤。沉淀加水溶解,用盐酸调至 pH 1~2,放置析晶。抽滤得齐墩果酸粗品,用正己烷-乙醇(1∶1)重结晶,可得较纯的齐墩果酸。

3. 鉴定

(1)颜色反应:取齐墩果酸少许置试管中,加醋酐 1 mL,使溶解后,沿试管壁加硫酸数滴,在两液层交界处,出现紫红色环。

(2)薄层色谱鉴别。

薄层板:硅胶 G 薄层板。

展开剂:①氯仿-丙酮(95∶5);②环己烷-乙酸乙酯(8∶2)。

显色剂:10%硫酸甲醇溶液。

样品:女贞子提取液、自制齐墩果酸乙醇溶液、齐墩果酸标准品乙醇溶液(1 mg/mL)。

观察并记录:分别于日光和紫外光(365 nm)下观察,记录结果。

六、预习要求及思考题

(一)预习要求

(1)掌握两相酸水解法提取齐墩果酸的原理及注意事项。

(2)掌握定性反应的原理。

盐析重结晶

（二）思考题

（1）采用果皮作原料的优点是什么？

（2）碱液提取时颜色变化情况及产生原因是什么？

七、记录及实验报告

（1）详细记录实验结果。

（2）绘制薄层层析简图（或拍照打印）并计算各自的 Rf。

（3）分析讨论实验结果，说明成功或失败的原因。

实验十八
思考题答案

王薇（陕西中医药大学）

· 附　录 ·

附录一 天然药物化学成分的预试验及各类成分的检查

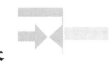

一、实验目的

(1) 掌握天然药物化学成分的预试验原理及方法。

(2) 熟悉天然药物化学成分的预试验程序及结果判断。

(3) 了解天然药物中各类化学成分的鉴别方法。

二、实验原理

根据天然药物中所含化学成分在不同极性溶剂中溶解度的差异,用不同极性溶剂进行提取,再用化学成分的定性反应(包括沉淀反应和显色反应等)及层析法(TLC、PC 等)初步确定化学成分类型和种类。

三、实验方法

(一)预试验溶液的制备

1. 水提取液

(1) 冷水浸液:称取样品粗粉 4 g,置于 100 mL 三角烧瓶中,加蒸馏水 50～60 mL 室温浸泡过夜。过滤,取滤液 20 mL 供检查氨基酸、多肽、蛋白质用。

(2) 热水提取液:将上述剩余的冷水浸泡液连同滤渣于水浴上 60 ℃左右热浸半小时,趁热过滤,滤液用于糖类、有机酸、苷类、酚类、鞣质等的检查。

2. 乙醇提取液

取样品粗粉 6 g,置于 250 mL 圆底烧瓶中,加 95％乙醇 80 mL,于水浴上加热回流 30 分钟,过滤。其中 50 mL 滤液供黄酮类化合物、蒽醌、鞣质、苷类、有机酸、香豆素、萜类内酯、甾体等的预试验,其余滤液浓缩至 1 mL,供层析点样用。

如天然药物中的叶绿素较多,应先除去。可用 95％乙醇加热回流,提取液加水使其含醇量为 70％,置分液漏斗中,用等体积的石油醚提取 2 次,分出 70％乙醇提取液,减压浓缩至糖浆状,冷却,过滤,滤液再进行定性检测。

3. 酸性乙醇提取液

称取样品粗粉 3 g,加 0.5％硫酸的乙醇溶液 30 mL,于水浴上加热回流 30 分钟,过滤,滤液供检查生物碱用。

4. 石油醚提取液

称取样品粗粉 1 g,加入石油醚(60～90 ℃)10 mL,滤液供检查挥发油、油脂、萜类、甾体化合物等成分用。

(二)各类成分的检查

1. 检查生物碱类

取上述酸性乙醇提取液,先用稀氨水调至中性,再于水浴上蒸干,残渣加 5％硫酸 5 mL 溶解后,过滤,滤液供以下试验用。

(1) 碘化铋钾试验:取滤液 1 mL,加入碘化铋钾试剂 1～2 滴,如有橘红色沉淀产生,则表示可能有生物碱。

(2) 碘化汞钾试验:取滤液 1 mL,加入碘化汞钾试剂 1～2 滴,如有浅黄色或白色沉淀产生,则表示可能有生物碱。

(3) 硅钨酸试验:取滤液 1 mL,加入硅钨酸试剂 1～2 滴,如有浅黄色或灰白色沉淀产生,则表示可能有生物碱。

2. 检查氨基酸、多肽和蛋白质类

(1) 加热沉淀试验:取冷水浸液 1 mL,加热煮沸,如产生混浊或沉淀,则表示可能有蛋白质。

(2) 双缩脲试验:取冷水浸液 1 mL,加入 10%氢氧化钠溶液 2 滴,摇匀,再滴加 0.5%硫酸铜溶液 1～2 滴,摇匀,如显红色、红紫色或紫色,则表示可能有多肽、蛋白质。

(3) 茚三酮试验:取冷水浸液 1 mL,加入 0.2%茚三酮乙醇溶液 2～3 滴,摇匀,于沸水浴中加热 5 分钟,冷却后,如显蓝色或蓝紫色,则表示可能有氨基酸、多肽和蛋白质。

(4) 吲哚醌试验:取冷水浸液滴于滤纸片上,干燥后,喷洒吲哚醌试剂,于 120 ℃加热 5 分钟,若斑点显示特异颜色,则表示可能有氨基酸。

3. 检查还原糖、多糖和苷类

(1) 斐林反应:取热水提取液 1 mL,加入新配制的斐林(Fehling)试剂 4～5 滴,在沸水浴上加热 5 分钟,如产生砖红色沉淀,则表示有还原糖或其他还原性物质。若现象不明显,可另取热水提取液 4 mL,加入 10%盐酸 1 mL,于水浴上加热 10 分钟使其水解,冷却后,若有沉淀应过滤,然后加入 5%氢氧化钠溶液调至中性,再加入斐林试剂 1 mL 于沸水浴上加热 5 分钟,如产生砖红色沉淀,则表示可能有多糖或苷类。

(2) α-萘酚试验:取热水提取液 1 mL,加入 5% α-萘酚乙醇溶液 2～3 滴,摇匀,沿试管壁缓缓加入浓硫酸 1 mL,在试液与硫酸的交界面产生紫色或紫红色环,则表示有多糖或苷类。

(3) 多糖的试验:取热水提取液 5 mL,于水浴上蒸发至 1 mL,再加入 95%乙醇 5 mL,若产生沉淀,则过滤,然后用少量乙醇洗涤沉淀,再将沉淀溶于 3 mL 水中,加入 10%盐酸 1 mL,于水浴上加热 10 分钟使其水解,冷却后,加 5%氢氧化钠溶液调至中性,然后加入斐林试剂 1 mL,于沸水浴上加热 5 分钟,如产生砖红色沉淀,则表示有多糖。

4. 检查皂苷类

(1) 泡沫试验:取热水提取液 1～2 mL 置于试管中,密塞,激烈振摇 2 分钟,如产生大量持续性泡沫,且放置 10 分钟以上,或加热,或加入乙醇,泡沫均无明显减少,则表示可能有皂苷。

(2) 醋酐-浓硫酸反应:取热水提取液 2 mL,置于蒸发皿中,于水浴上蒸干,残留物加冰醋酸 1 mL 溶解,再加醋酐 1 mL,浓硫酸 1 滴,如反应液颜色按黄、红、紫、蓝、污绿的顺序变化,则表示可能有甾体皂苷,如反应液颜色按黄、红的顺序变化但不呈污绿色,则表示可能有三萜皂苷。

(3) 溶血试验:取热水提取液滴于滤纸片上,等干燥后,喷洒红细胞悬浮液,数分钟后,在红色背景中如出现白色或淡黄色斑点,则表示可能有皂苷。

5. 检查有机酸类

(1) pH 试纸试验:取热水提取液及乙醇提取液,分别用 pH 试纸检查其 pH,如呈酸性,则表示可能有游离羧酸或酚性化合物。

(2) 溴酚蓝试验:取乙醇提取液滴于滤纸片上,待干燥后,喷洒 0.1%溴酚蓝的 70%乙醇溶液,如在蓝色背景上显黄色斑点,则表示可能有有机酸。若斑点不明显,可再喷洒氨水,然后暴露在盐酸蒸气中,背景逐渐由蓝色变黄色,而有机酸斑点仍显蓝色。溴酚蓝变色范围是 pH

3.0(黄色)～4.6(紫色)。

(3)溴甲酚绿试验:取乙醇提取液滴于滤纸片上,等干燥后,喷洒 0.04% 溴甲酚绿乙醇溶液,如蓝色背景上显示黄色斑点,则表示可能有有机酸。溴甲酚绿变色范围是 pH 3.8(黄色)～5.4(蓝色)。

6. 检查酚类化合物和鞣质类

(1)三氯化铁试验:取热水提取液及乙醇提取液各 1 mL(若提取液为酸性,可直接进行检查,若为碱性应先加醋酸酸化),加 1% 三氯化铁试剂 1～2 滴,如反应液呈绿色、蓝绿色、墨绿色、蓝紫色,则表示可能有酚类化合物或鞣质。

(2)三氯化铁-铁氰化钾反应:取热水提取液及乙醇提取液分别滴于滤纸片上,待干燥后,喷洒三氯化铁-铁氰化钾试剂,如斑点呈蓝色,则表示可能有酚类、鞣质或还原性化合物。

(3)香草醛-盐酸反应:取热水提取液及乙醇提取液分别滴于滤纸片上,待干燥后,喷洒香草醛-盐酸试剂,如斑点呈不同程度的红色,则表示有间苯二酚和间苯三酚类化合物。

(4)明胶试验:取热水提取液 1 mL,加入氯化钠-明胶 2～3 滴,如有沉淀产生,则表示可能有鞣质。

7. 检查甾体及三萜类化合物

(1)醋酐-浓硫酸反应:取乙醇提取液 2 mL,置于蒸发皿中,于水浴上蒸干,残留物加冰醋酸 1 mL 溶解,再加醋酐 1 mL,然后滴加浓硫酸 1 滴。如反应液颜色按黄、红、紫、蓝、污绿的顺序变化,则表示可能有甾体化合物;如反应液颜色仅按黄、红、紫红的顺序变化,则表示可能有三萜类化合物。

(2)氯仿-浓硫酸反应:取乙醇提取液 2 mL,置于蒸发皿中,于水浴上蒸干,残留物加氯仿 1 mL 溶解,并转移至小试管中,沿管壁加入浓硫酸 1 mL,如氯仿层显红色或青色,硫酸层于紫外光下观察有绿色荧光,则表示可能有甾体化合物。

8. 检查黄酮类化合物

(1)盐酸-镁粉反应:取乙醇提取液 1 mL,加入镁粉少许,再加入浓盐酸 2～3 滴(必要时水浴加热),如反应液或产生的泡沫由红色变为紫红色,则表示可能有黄酮类化合物。

(2)三氯化铝反应:取乙醇提取液滴于滤纸片上,待干燥后,喷洒 1% 三氯化铝乙醇溶液,如斑点呈黄色,于紫外光下检视呈明显的黄色或黄绿色荧光,则表示可能有黄酮类化合物。

(3)氨熏试验:取乙醇提取液滴于滤纸片上,待干燥后,置于浓氨水瓶上熏半分钟,如斑点显黄色或黄色加深,当滤纸片离开氨蒸气数分钟后,黄色减弱或消退;另将氨熏后的滤纸置于紫外光下检视,斑点呈黄色荧光,则表示可能有黄酮类化合物。

9. 检查内酯、香豆素及其苷类

(1)荧光试验:取乙醇提取液滴于滤纸片上,待干燥后,于紫外光下检视,如斑点显蓝色荧光,喷洒 1% 氢氧化钾试剂后斑点荧光颜色转变为黄绿色,则表示可能有香豆素及其苷类。

(2)重氮化反应:取乙醇提取液 1 mL,加入 3% 碳酸钠溶液 1 mL 于沸水浴中加热 3 分钟,冷却后,加入新配制的重氮化试剂 1～2 滴,如显红色,则表示可能有香豆素及其苷类。

(3)异羟肟酸铁反应:取乙醇提取液 1 mL,加 7% 盐酸羟胺甲醇溶液 3～5 滴和 10% 氢氧化钾溶液 10 滴,于水浴上加热至反应开始(有气泡产生),冷却,再加入 5% 盐酸使呈弱酸性,加 1% 三氯化铁溶液 5 滴,如反应液有橙红色或紫红色出现,则表示可能有内酯、香豆素及其苷类。

10. 检查强心苷类

(1)3,5-二硝基苯甲酸反应(Kedde 反应):取乙醇提取液 1 mL,加 3,5-二硝基苯甲酸试剂 3～4 滴,如反应液呈红色或紫色,则表示可能有强心苷类。

(2)碱性苦味酸反应(Baljet 反应):取乙醇提取液 1 mL,加碱性苦味酸试剂 1～2 滴,如反应液呈橙色或红色,则表示可能有强心苷类。

(3)亚硝酸铁氰化钠反应(Legal 反应):取乙醇提取液 1 mL,置于蒸发皿中,于水浴上蒸干,残留物加吡啶 1 mL 溶解,再加 0.3％亚硝酸铁氰化钠溶液 4～5 滴,混匀,再加入 10％氢氧化钠溶液 1～2 滴,混匀,如反应液呈红色,且颜色逐渐消退,则表示可能有强心苷类。

11. 检查蒽醌类

(1)稀碱液反应(Bornträger 反应):取乙醇提取液 1 mL,加入 10％氢氧化钠溶液 1 mL,如反应液呈红色,再加入 30％过氧化氢 5 滴,加热后,红色不消退,用 5％盐酸酸化后,如红色消退,则表示有蒽醌及其苷类。

(2)醋酸镁反应:取乙醇提取液 1 mL,加 1％醋酸镁甲醇溶液 1～2 滴,如反应液呈红色,则表示有蒽醌及其苷类。

(3)硼酸溶液试验:取乙醇提取液滴于滤纸片上,待干燥后,喷洒 1％硼酸溶液,如斑点呈橙黄色或红色,且于紫外光下检视有荧光,则表示有蒽醌及其苷类。

12. 检查挥发油、油脂类

(1)油斑试验:取石油醚提取液滴于滤纸片上,如油斑在室温下可挥发不留痕迹,即表示可能有挥发油;如油斑不消失,则表示有油脂类。

(2)磷钼酸试验:取石油醚提取液滴于滤纸片上,喷洒 25％磷钼酸乙醇液,115～118 ℃加热 2 分钟,如斑点呈蓝色,背景为黄绿色或藏青色,则表示有油脂、三萜及甾醇类。

(3)香草醛-硫酸试验:取石油醚提取液滴于滤纸片上,喷洒 60％香草醛-硫酸试剂,如斑点呈红、蓝、紫等各种颜色,则表示可能有挥发油、萜类和甾醇类。

(三)圆形滤纸层析法

取一圆形滤纸,在距圆心 1.0～1.5 cm 周围用毛细管点样,使样品点成一个环状。在圆心处剪一小孔,插入一滤纸芯,放在培养皿中,使纸芯与培养皿中的展开剂接触,滤纸上面再盖另一培养皿,进行展开。当溶剂前沿达到顶边时,取出滤纸挥干溶剂。将各层析谱带剪成若干扇形小块,编号。再将各个小块上喷上不同的显色剂,根据各纸块显色结果确定所含化学成分。

径向层析常以 95％乙醇或甲醇为展开剂。根据不同检查对象采用不同显色剂。

(1)检查生物碱:用改良碘化铋钾试剂显色,呈棕色、棕红色斑点为阳性反应。

(2)检查黄酮类:在紫外光下观察荧光,喷 1％三氯化铝试剂,观察荧光是否加强。紫外光下呈现黄色、黄绿色、蓝色荧光斑点,经喷三氯化铝试剂后,荧光显著增强为阳性反应。

(3)检查蒽醌类:氨熏后,呈橙黄、橙红或紫红色斑点为阳性反应;用 1％醋酸镁试剂显色,90 ℃烘烤数分钟,斑点呈橙黄、橙红、紫色为阳性反应。

(4)检查香豆素、内酯类:用异羟肟酸铁试剂显色,显紫色、紫红色斑点为阳性反应。

(5)检查酚性成分:用三氯化铁-铁氰化钾试剂显色,斑点呈蓝、紫色为阳性反应。

(6)检查有机酸:用 0.1％溴酚蓝试剂显色,蓝色背景上显黄色斑点为阳性反应。

(7)检查甾体、三萜类:三氯化锑的氯仿饱和溶液显色,100 ℃烘烤 2～3 分钟,斑点呈蓝、灰蓝、灰褐色等为阳性反应;用新配制的 5％磷钼酸试剂显色,120 ℃烘烤 2 分钟,呈蓝、蓝紫色斑点为阳性反应。

(8)糖类:用苯胺-邻苯二甲酸试剂显色,105 ℃烘烤数分钟,呈棕色、棕红色斑点为阳性反应。

(9)检查氨基酸、蛋白质:用 0.2％茚三酮试剂显色,60 ℃烘烤数分钟,呈红色、蓝色、蓝紫色斑点为阳性反应。

(四)薄层或纸色谱试验

天然药物中化学成分的预试验除用上述的定性反应外,还可用层析法进行,它不仅可以减少成分间的相互干扰,展析结果容易判断,还可以根据层析所用的条件、展开剂的组成、层析种类以及色斑的比移值(Rf),初步判断样品中所含化学成分的极性大小和溶解性能,甚至可以通过和标准样品对照,初步确定样品中含有何种化合物。

1. 生物碱类

1)氧化铝层析(中性、碱性)

展开剂:氯仿-甲醇(9:1);苯-乙醇(8:2)。

显色剂:改良碘化铋钾试剂。

2)硅胶 G 层析

展开剂:环己烷-二乙胺(9:1);氯仿-丙酮-二乙胺(5:4:1);二甲苯-正丁醇-甲醇-二乙胺(40:40:6:2)。

显色剂:改良碘化铋钾试剂。

2. 氨基酸类

1)纸层析

移动相:正丁醇-醋酸-水(4:1:5,上层)。

显色剂:茚三酮试剂。

2)硅胶 G 层析

展开剂:正丁醇-醋酸-水(4:1:1)。

显色剂:茚三酮试剂。

3. 糖类

1)纸层析

移动相:乙酸乙酯-吡啶-水(2:1:2)。

显色剂:苘香胺-邻苯二甲酸试剂。

2)硅胶 G 层析

展开剂:丁酮-醋酸-水(6:1:3);乙酸乙酯-甲醇-醋酸-水(12:3:3:2)。

显色剂:苘香醛硫酸试剂。

4. 皂苷类

1)硅胶 G 层析

展开剂:正丁醇-乙醇-25%氨水(7:2:5);氯仿-甲醇-水(65:35:10)。

显色剂:喷 10%硫酸乙醇溶液后于 100 ℃左右加热数分钟。

2)氧化铝层析

展开剂:正己烷-乙酸乙酯(7:3);苯-乙酸乙酯(7:3)。

显色法:喷 10%硫酸乙醇溶液后于 100 ℃左右加热数分钟。

5. 有机酸类

1)纸层析

移动相:正丁醇-醋酸-水(4:1:5,上层)。

显色法:喷 0.1%溴酚蓝乙醇溶液后于 110 ℃左右加热数分钟。

2)硅胶 G 层析

展开剂:苯-甲醇-醋酸(79:14:7)。

显色法:喷 0.1%溴酚蓝乙醇溶液后于 110 ℃左右加热数分钟。

6. 酚类、鞣质

1)纸层析

移动相:正丁醇-醋酸-水(4:1:5,上层)。

显色剂:1%三氯化铁乙醇溶液。

2）硅胶-CMC-Na 层析

展开剂：氯仿-丙酮(9∶1)。

显色剂：1％三氯化铁乙醇溶液。

7. 黄酮类化合物

1）聚酰胺层析

展开剂：水-乙醇-乙酰丙酮(4∶2∶1)。

显色法：于紫外光下检视，①氨熏，②1％三氯化铝乙醇溶液。

2）纸层析

移动相：正丁醇-醋酸-水(4∶1∶5，上层)。

显色法：于紫外光下检视，①氨熏，②1％三氯化铝乙醇溶液。

3）硅胶 G 层析

展开剂：乙酸乙酯-丁酮-甲酸-水(5∶3∶1∶1)。

显色法：于紫外光下检视，①氨熏，②1％三氯化铝乙醇溶液。

8. 香豆素类

1）硅胶 G 层析

展开剂：甲苯-甲酸乙酯-甲酸(5∶4∶1)；石油醚-乙酸乙酯(5∶1)。

显色法：于紫外光下检视，重氮化试剂。

2）纸层析

移动相：正丁醇-醋酸-水(4∶1∶5，上层)。

显色法：于紫外光下检视，重氮化试剂。

9. 强心苷类

1）硅胶 G 层析

展开剂：乙酸乙酯-吡啶-水(5∶1∶4)；二氯甲烷-甲醇-甲酰胺(80∶19∶1)。

显色剂：碱性 3,5-二硝基苯甲酸试剂。

2）纸层析

移动相：正丁醇-醋酸-水(4∶1∶5，上层)。

显色剂：碱性 3,5-二硝基苯甲酸试剂。

10. 蒽醌类

1）硅胶 CMC-Na 层析

展开剂：苯-乙酸乙酯(8∶2)；石油醚-甲酸乙酯-甲酸(15∶5∶1)。

显色剂：氨熏；5％氢氧化钾乙醇溶液。

2）纸层析

移动相：正丁醇-醋酸-水(4∶1∶5，上层)；甲苯-醋酸-水(5∶5∶1)。

显色剂：氨熏；5％氢氧化钾乙醇溶液。

11. 挥发油类

硅胶 G 层析

展开剂：石油醚；正己烷；石油醚-乙酸乙酯(95∶5)；正己烷-乙酸乙酯(85∶15)。

显色法：喷茴香醛硫酸试剂后，于 105 ℃加热数分钟。

四、预习要求及思考题

(一) 预习要求

(1) 掌握天然药物预试验的一般方法。

（2）熟悉对未知成分的天然药物进行初步分离及对天然药物中成分的类型进行判断的方法。

（二）思考题

（1）天然药物的化学成分有哪些主要类型？

（2）天然药物化学成分的预试验原理及方法是什么？

附录一
思考题答案

五、记录及实验报告

（1）详细记录定性反应结果。

（2）绘制层析结果模拟图并计算 Rf。

（3）分析讨论预试验结果，说明成功或失败的原因。

陈杰（江西中医药大学）

附录二　天然药物化学实验常用 试剂及配制方法

一、生物碱类

1. 碘化铋钾试剂(Dragendorff 试剂)(BiI₃-KI)

【用途】检查生物碱。

【配制】碘化铋 16 g,碘化钾 30 g 及盐酸 3 g 共溶于 100 mL 水中。

【应用】此试剂在酸性溶液中与不同的生物碱生成不同颜色(黄-红)的沉淀。

2. 改良碘化铋钾试剂

【用途】用作生物碱的显色剂。

【配制】试剂 Ⅰ:次硝酸铋 0.85 g,溶于 10 mL 冰乙酸、40 mL 蒸馏水中。试剂 Ⅱ:碘化钾 8 g,溶于 20 mL 水中。

【应用】取 1 mL 样品的稀释液,加入 1～2 滴试剂 Ⅰ 和试剂 Ⅱ 的等体积混合液,产生橘红色混浊或沉淀为阳性反应。

【显色剂】取试剂 Ⅰ 和试剂 Ⅱ 的等体积混合液 1 mL 与 2 mL 乙酸、10 mL 水混合后喷洒,显橘红色斑点为阳性反应。

3. 碘-碘化钾试剂(Wagner 试剂)(I₂-KI)

【用途】检查生物碱。

【配制】1 g 碘与 10 g 碘化钾溶于 50 mL 水中(先溶解碘化钾,后加入碘),加热,加 2 mL 乙酸,用水稀释至 100 mL。

【应用】取 1 mL 样品的稀酸溶液,加入 1～2 滴上述试剂,产生棕色或褐色沉淀为阳性反应。

4. 碘化汞钾试剂(Mayer 试剂)(HgI₂-KI)

【用途】检查生物碱。

【制备液】13.55 g 氯化汞和 49.8 g 碘化钾各溶于 20 mL 水中,混合后,稀释至 1000 mL(混合时将氯化汞溶液慢慢倒入碘化钾溶液中)。注:此试剂在很稀的溶液中亦能与许多生物碱产生沉淀,有些生物碱的沉淀能溶于乙醇、醋酸及此试剂中。

【应用】取 1 mL 样品的稀酸溶液,加入 1～2 滴上述试剂,产生白色沉淀为阳性反应。

【显色剂】制备液加 1/10 体积的 17％盐酸。

5. 苦味酸试剂(Hager 试剂)

【用途】检查生物碱。

【配制】10％苦味酸溶液。

【应用】取 1 mL 样品的稀酸溶液,加入 1～2 滴上述试剂,产生黄棕色沉淀为阳性反应。注:此试剂在中性溶液及稀酸溶液中与生物碱生成黄色沉淀,如果酸度较强,则苦味酸本身亦会析出。

6. 硫氰化铬铵(雷氏盐,Ammonium reineckate)试剂

【用途】鉴定生物碱。

【配制】2％硫氰化铬铵溶液。

注：此试剂不仅能与生物碱生成难溶性的复盐，而且这些复盐往往有一定的晶形及熔点或分解点等，故可进一步用于鉴定。此试剂常用来分解水溶性生物碱。试剂性质不稳定，易分解，用时应新鲜配制。

7. 硅钨酸试剂（Bertrand 试剂）

【用途】检查生物碱。

【配制】5 g 硅钨酸溶于 100 mL 水中，加入 10％盐酸至 pH 2 左右。

【应用】取 1 mL 样品的稀酸溶液，加入 1～2 滴上述试剂，产生白色至褐色沉淀为阳性反应。

8. 鞣质试剂（Tannin 试剂）

【用途】检查生物碱。

【配制】1 g 鞣质加乙醇 1 mL 溶解，加水至 10 mL。

【应用】取 1 mL 样品的稀酸溶液，加入 1～2 滴上述试剂，产生黄棕色沉淀为阳性反应。

9. 氯化金（auric chloride）试剂

【配制】3％氯化金溶液。

【应用】取 1 mL 样品的稀酸溶液，加入 1～2 滴上述试剂，产生黄色沉淀为阳性反应。

10. 氯化铂（platinic chloride）试剂

【配制】10％氯化铂溶液。

【应用】取 1 mL 样品的稀酸溶液，加入 1～2 滴上述试剂，产生白色沉淀为阳性反应。

11. 钒酸钠-浓硫酸试剂（Mandelin 试剂）

【配制】1 g 钒酸铵溶于 100 mL 浓硫酸中。

【应用】不同生物碱与上述试剂产生不同颜色，如莨菪碱显红色，马钱子碱显血红色，士的宁显蓝紫色，奎宁显淡橙色，吗啡显棕色等。

12. 硫酸铈-硫酸试剂（改良 Sonnenschein 试剂）

【用途】检查生物碱及含碘化合物。

【喷洒剂】0.1 g 硫酸铈混悬于 4 mL 水中，加入 1 g 三氯乙酸，加热至沸，逐滴加入浓硫酸至澄清。

【喷洒后处理】110 ℃烘烤数分钟后出现斑点为阳性反应，不同生物碱显不同颜色的斑点。

13. 磷钼酸试剂（Sonnenschein 试剂）

【用途】检查生物碱及甾体化合物。

【配制】20 g 磷钼酸溶于 200 mL 热水中，加入浓硝酸至 pH 2 左右。

【应用】取 1 mL 样品的稀酸溶液，加入 1～2 滴上述试剂，产生白色至黄褐色沉淀为阳性反应。

【显色剂】5％～10％的磷钼酸乙醇溶液，喷洒后 120 ℃加热 5 分钟，显蓝色斑点为阳性反应。

14. 甲醛浓硫酸试剂（Marquis 试剂）

【用途】检查生物碱。

【配制】取 0.2 mL 30％甲醛溶液与 10 mL 浓硫酸混合（临用时配制）。

【应用】不同生物碱与上述试剂产生不同颜色，如可待因显蓝色，吗啡显紫红色。

15. Ehrlich 试剂

【用途】检查吡咯、吲哚类生物碱。

【配制】1 g 对二甲氨基苯甲醛溶于 25 mL 36％盐酸和 75 mL 甲醇混合液中。

【应用】取 1 mL 样品的稀酸溶液，加数滴上述试剂，加热后，呈紫红色或青紫色为阳性反应。

16．铁氰化钾-氯化铁试剂

【用途】检查生物碱。

【配制】100 mL 0.1％氯化铁溶液与 10 mL 1％铁氰化钾溶液混合即可。

【应用】喷洒后水洗 2～3 分钟，在紫外光下，游离生物碱和苯酚显灰色到蓝色斑点。

17．Erdmann 试剂

【用途】检查生物碱。

【配制】于 100 mL 水中加入 5～6 滴浓硝酸，再于 50 mL 浓硫酸中加入 25 滴上述溶液。

【应用】不同生物碱与上述试剂产生不同颜色，如乌头碱显黄色，小檗碱显橙绿色，罂粟碱显暗红色等。

二、黄酮类

1．盐酸-镁粉（hydrochloric acid-magnesium）试剂

【用途】检查黄酮类化合物。

【试剂】浓盐酸、镁粉。

【应用】取样品数毫克，用稀醇加热溶解，加镁粉数毫克，再滴加浓盐酸，溶液由黄色渐变为红色为阳性反应。

2．盐酸-锌粉试剂

【用途】检查黄酮类化合物。

【试剂】浓盐酸、锌粉。

【应用】操作同盐酸-镁粉试剂，此试剂遇黄酮类化合物呈橙黄色至红色，但遇 3-羟基黄酮不显色。

3．醋酸镁试剂

【用途】检查黄酮类或二氢黄酮类化合物。

【配制】1％醋酸镁乙醇或甲醇溶液。

【应用】取样品的乙醇或甲醇溶液 1 mL，加 2～3 滴上述试剂，在紫外光下观察，显黄色（黄酮类）或天蓝色（二氢黄酮类）荧光为阳性反应。

4．三氯化铁试剂

【用途】检查酚类化合物。

【配制】1％～5％三氯化铁水溶液或乙醇溶液。

【应用】取样品数毫克溶于水或乙醇中，加 1～2 滴上述试剂，一般对于黄酮类化合物，3-羟基呈褐色，5-羟基呈绿色，3,5-二羟基呈深绿色，8-羟基也呈色，而对 4、6、7 位羟基不呈色。

【显色法】喷洒后显绿或蓝色斑点为阳性反应。

5．三氯化铝试剂

【用途】检查具有邻二酚羟基或 3-羟基、4-酮基或 5-羟基的黄酮类化合物。

【配制】1％三氯化铝乙醇溶液或 5％三氯化铝水溶液。

【应用】取样品数毫克，溶于乙醇中，加上述试剂，呈鲜黄色为阳性反应。

【显色法】喷洒上述试剂，如显黄色斑点，再于紫外光下观察，黄色或黄绿色荧光明显加强为阳性反应。

6．醋酸铅试剂

【用途】检查酚类化合物。

【配制】1％中性醋酸铅或碱式醋酸铅溶液。

【应用】取样品数毫克溶于热水或乙醇中，加 1～2 滴上述试剂，产生黄-红色沉淀为阳性反应。

【显色剂】饱和的中性醋酸铅或碱式醋酸铅溶液。

7. 锆-柠檬酸试剂

【用途】检查具有 3-羟基或 5-羟基的黄酮类化合物。

【配制】试剂Ⅰ:2%二氯氧化锆甲醇或乙醇溶液。试剂Ⅱ:2%柠檬酸甲醇或乙醇溶液。

【应用】取样品溶液 1 mL,加 3～4 滴试剂Ⅰ,显鲜黄色表示有 3-羟基或 5-羟基,再加 3～4 滴试剂Ⅱ,黄色不退,表示有 3-羟基,黄色退去,加水稀释后变为无色,表示无 3-羟基而有 5-羟基。

8. 氯化锶试剂

【用途】检查具有邻二酚羟基结构的黄酮类化合物。

【配制】试剂Ⅰ:0.01 mol/L 氯化锶甲醇或乙醇溶液。试剂Ⅱ:氨蒸气饱和的甲醇或乙醇溶液。

【应用】取样品试液 1 mL,加 3 滴试剂Ⅰ,再加 3 滴试剂Ⅱ,产生的沉淀依次为绿、棕、黑色,为阳性反应。

三、蒽醌类

1. Bornträger 试剂

【用途】检查羟基蒽醌类衍生物。

【配制】2%氢氧化钠或 2%碳酸钠溶液。

【应用】取试液 1 mL,加上述试剂 1 mL,溶液呈红至红紫色,亦有呈蓝色者为阳性反应。

2. 对亚硝基二甲基苯胺试剂

【用途】检查蒽醌类衍生物。

【配制】0.1%对亚硝基二甲基苯胺的吡啶溶液。

【应用】取 1 mL 样品的乙醇溶液,于水浴上蒸干,残渣用 1 mL 的吡啶溶解,再加数滴上述试剂,呈紫色或绿色为阳性反应。

3. 醋酸镁试剂

【用途】检查羟基蒽醌类衍生物。

【配制】0.5%醋酸镁的甲醇或乙醇溶液。

【应用】取样品试液 0.5 mL,加 2～3 滴上述试剂,呈橙红或紫色为阳性反应(呈橙红色为大黄素型蒽醌,呈紫色为茜草素型蒽醌)。

4. Feigl 试剂

【用途】检查醌类及其衍生物。

【配制】试剂Ⅰ:25%碳酸钠溶液。试剂Ⅱ:4%甲醛苯溶液。试剂Ⅲ:5%邻二硝基苯的苯溶液。

【应用】取样品的苯溶液 1 滴,加上述三种试剂各一滴,混匀,置水浴上加热,能于 1～4 分钟产生显著的紫色为阳性反应。

5. 活性次甲基试剂

【用途】检查醌类及其衍生物。

【配制】1 g 活性次甲基试剂(如丙二酸二乙酯、乙酰乙酸乙酯等)溶于 30 mL 氨与乙醇的等体积混合溶液中。

【应用】取样品的乙醇溶液 5 mL,加 3 mL 上述试剂,呈蓝色、紫色或红色为阳性反应。

6. 浓硫酸试剂

【用途】检查醌类及其衍生物。

【试剂】浓硫酸。

【应用】取样品的乙醇溶液 1 mL,加 1~2 滴上述试剂,不同醌类化合物产生不同的颜色。如丹参醌Ⅱ呈蓝色,隐丹参醌呈棕色等。

7. 硼氢化钠-二甲基甲酰胺试剂

【用途】检查醌类及其衍生物。

【配制】20 g 硼氢化钠溶于 100 mL 二甲基甲酰胺中。

【显色剂】喷洒上述试剂后,于紫外光下观察,显强的黄色、绿色或蓝色荧光为阳性反应。

四、糖类

1. 斐林(Fehling)试剂

【用途】检查还原糖。

【配制】试剂Ⅰ:69.3 g 结晶硫酸铜溶于 1000 mL 水中。试剂Ⅱ:34.9 g 酒石酸钾钠及 100 g 氢氧化钠溶于 1000 mL 水中。

【应用】临用前将试剂Ⅰ和试剂Ⅱ等体积混合成深蓝色溶液,在此溶液中加入样品溶液 0.5 mL,在水浴上加热 2~3 分钟,产生红色沉淀为阳性反应。

非还原性低聚糖和苷类对斐林试剂均呈阴性反应,但以 10% 硫酸煮沸 5 分钟至半小时,冷后以碳酸钠中和,再和斐林试剂在沸水浴上加热数分钟,如果产生红色沉淀,则表明可能含有苷或低聚糖。

2. α-萘酚-浓硫酸试剂(Molisch 试剂)

【用途】检查还原糖。

【配制】试剂Ⅰ:10% α-萘酚乙醇溶液。试剂Ⅱ:浓硫酸。

【应用】取样品以稀乙醇或水溶解,加 2~3 滴试剂Ⅰ,混匀,沿试管壁缓缓滴加少量试剂Ⅱ,静置分层,两液面交界处显紫红色环为阳性反应。

3. 氨性硝酸银试剂(Tollen 试剂)

【用途】检查还原糖。

【配制】试剂Ⅰ:10% 硝酸银溶液。试剂Ⅱ:10% 氢氧化钠溶液。临用前将上述两种溶液等体积混合,滴加浓氨水(比重 0.92)至生成的白色(氧化银)沉淀恰好溶解即可。

【应用】取样品溶液,加 1 mL 上述试剂,混匀后,40 ℃微热数分钟,管壁析出银镜或产生黑色沉淀为阳性反应。

【显色法】喷洒上述试剂后,110 ℃加热数分钟,显棕黑色斑点为阳性反应。

4. Keller-Kilianni 试剂

【用途】检查 α-去氧糖,常用于检查强心苷。

【配制】试剂Ⅰ:5% 硫酸铁 1 mL 与 99 mL 冰醋酸混合。试剂Ⅱ:5% 硫酸铁 1 mL 与 99 mL 浓硫酸混合。

【应用】取样品 1 mg,加 1 mL 试剂Ⅰ溶解后,沿试管壁缓缓滴加试剂Ⅱ 1 mL,静置分层,上层渐显蓝色,下层显红色或棕色为阳性反应(其色随苷元羟基和双键的位置和个数不同而异)。

5. 咕吨氢醇(Xanthydrol)试剂

【用途】检查 α-去氧糖,常用于检查强心苷。

【配制】咕吨氢醇 10 mg 溶于 100 mL 冰醋酸中,加 1 mL 浓硫酸混合。

【应用】取样品 1 mg,加上述试剂 1 mL,置水浴上加热 3 分钟,呈红色为阳性反应。

6. 苯胺-邻苯二甲酸试剂

【用途】检查糖类化合物。

【配制】0.93 g 苯胺及 1.66 g 邻苯二甲酸溶于 100 mL 水饱和的正丁醇中。

【应用】喷洒后,105 ℃加热5分钟,还原糖显桃红色,有时也呈棕色(显桃红色为戊醛糖或2-己酮糖酸,显棕色为己醛糖)。

7. 间苯二胺试剂

【用途】检查还原糖。

【配制】0.2 mol/L 间苯二胺的70％乙醇溶液。

【应用】喷洒后,105 ℃加热5分钟,紫外光下观察,显黄色荧光为阳性反应。

8. 氯化三苯四氮唑(TTC)试剂

【用途】检查还原糖。

【配制】试剂Ⅰ:4％TTC甲醇溶液。试剂Ⅱ:1 mol/L氢氧化钠水溶液。

【应用】临用时将试剂Ⅰ、试剂Ⅱ等体积混合为显色剂,喷洒后,100 ℃加热5～10分钟,显红色斑点为阳性反应。

9. Gregg-Gisvold 试剂

【用途】检查2,6-去氧糖。

【配制】试剂Ⅰ:10％三氯化铁水溶液。试剂Ⅱ:1％盐酸甲醇溶液(97.2 mL甲醇中含2.8 mL浓盐酸)。使用前0.5 mL试剂Ⅰ与100 mL试剂Ⅱ混合。

【应用】点样,晾干后,喷洒混合试剂,110 ℃加热5分钟,显蓝色斑点为阳性反应。

10. 1,3-二羟基萘酚-磷酸试剂

【用途】检查糖类。

【配制】0.2％ 1,3-二羟基萘酚乙醇溶液100 mL与85％磷酸100 mL混匀后使用。

【应用】喷洒后,105 ℃加热5～10分钟,酮糖显红色,醛糖显淡蓝色。

11. 对硝基苯胺-过碘酸反应(去氧糖显色剂)

【配制】试剂Ⅰ:1体积过碘酸钠饱和水溶液,用2体积水稀释。试剂Ⅱ:4体积的1％对硝基苯胺乙醇溶液和1体积浓盐酸(比重1.19)混合。

【应用】喷洒试剂Ⅰ,放置10分钟,喷洒试剂Ⅱ,去氧糖和1,2-二元醇有黄色斑点,在紫外光下,有强烈荧光,再用5％氢氧化钠甲醇溶液喷洒,变成绿色。

五、酚类和鞣质

1. 三氯化铁试剂

【用途】检查酚类鞣质。

【配制】1％～5％三氯化铁水溶液或乙醇溶液。

【应用】取样品溶液0.5 mL,加1～2滴上述试剂,产生绿紫色、蓝色或黑色沉淀为阳性反应。

2. Gibbs 试剂

【用途】检查酚羟基对位无取代基的化合物。

【配制】试剂Ⅰ:0.5％ 2,6-二溴(氯)苯醌-4-氯亚胺的乙醇溶液。试剂Ⅱ:1％氢氧化钾乙醇溶液。

【应用】取样品溶液1 mL,加试剂Ⅱ,调pH至9～10,再加1～2滴试剂Ⅰ,呈深蓝色为阳性反应。

3. 重氮化试剂

【用途】检查酚羟基对位无取代基的化合物。

【配制】试剂Ⅰ:0.35 g对硝基苯胺溶于5 mL浓盐酸中,加水稀释至50 mL。试剂Ⅱ:5 g亚硝酸钠溶于70 mL水中。临用前,将试剂Ⅰ与试剂Ⅱ等体积在冰水浴上混合,方可使用。

【应用】取样品数毫克,加5％ Na$_2$CO$_3$溶液1 mL溶解,滴加上述试剂的混合液1～2滴,

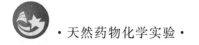

呈红色为阳性反应。

【显色剂】试剂Ⅰ与试剂Ⅱ等体积混合后,再加 20 mL 1‰碳酸钠水溶液(临用前混合),喷洒后显黄、红、紫等颜色斑点为阳性反应。

本试剂是由对硝基苯胺和亚硝酸钠在强酸下经重氮化作用而成,由于重氮盐不稳定很易分解,所以本试剂应临用前配制。

4. 香兰素-盐酸试剂

【用途】检查酚类。

【配制】1 g 香兰素溶于 100 mL 浓盐酸中,或 0.5 g 香兰素溶于 100 mL 浓硫酸-乙酸(4∶1)中。

【应用】取样品的乙醇溶液 1 mL,加上述试剂,凡有间苯二酚或间苯三酚结构者呈红色。作显色剂时,喷洒上述试剂后,室温或 120 ℃加热后观察,显红、蓝紫等颜色斑点为阳性反应。

5. 4-氨基安替比林-铁氰化钾试剂

【用途】检查酚羟基对位无取代基的化合物。

【配制】试剂Ⅰ:2％ 4-氨基安替比林乙醇溶液。试剂Ⅱ:8％铁氰化钾水溶液。或 0.9％ 4-氨基安替比林乙醇溶液和 5.4％铁氰化钾水溶液。

【应用】先喷洒试剂Ⅰ,再喷洒试剂Ⅱ,然后用氨气熏,显橙红或深红色斑点为阳性反应。

6. 铁氰化钾-三氯化铁试剂

【用途】检查酚类。

【配制】试剂Ⅰ:1％铁氰化钾水溶液。试剂Ⅱ:2％三氯化铁水溶液。

【应用】作显色剂,临用时,将试剂Ⅰ和试剂Ⅱ等体积混合,喷洒后,酚性物质显蓝色斑点,再喷 2 mol/L 盐酸能使颜色加深,如欲使纸上的斑点保存下来,当纸片仍湿润时,用稀盐酸洗涤,再用水洗至中性,置室温干燥后即可。

7. Millon 试剂

【用途】检查酚类及蛋白质。

【配制】将 1 份金属汞溶于 2 份(重量比)比重为 1.4 的硝酸中,并用 2 份水(体积)将溶液稀释,不用加热。或者将 1 份金属汞溶于 2 份(重量比)比重为 1.4 的硝酸中,并向溶液中加入等体积的水,为了使反应加速,可以加热。

【应用】取样品溶液 2 mL,加上述试剂 0.5 mL,加热,产生红色沉淀为阳性反应。

8. 对氨基苯磺酸重氮盐试剂

【用途】检查酚羟基对位无取代基的化合物。

【配制】4.5 g 对氨基苯磺酸加热溶于 45 mL 12 mol/L 盐酸中,用水稀释至 500 mL。

取 10 mL 稀释液用冰冷却,加 10 mL 冷 45％亚硝酸钠溶液,0 ℃放置 15 分钟(此试剂可保存 3 天),用前加等体积 1％碳酸钠水溶液。

【应用】取样品试液 1 mL,加上述试剂 1 mL,呈橙黄色为阳性反应。

9. 氯化钠-明胶试剂

【用途】检查鞣质。

【配制】1 g 白明胶溶于 50 mL 水中(在 60 ℃水浴中加热,助溶),加 10 g 氯化钠,完全溶解后,用水稀释至 100 mL。

【应用】取样品试液 1 mL,加数滴上述试剂,产生白色混浊或沉淀为阳性反应。

10. 对甲苯磺酸试剂

【用途】检查鞣质、甾体、黄酮。

【配制】20％对甲苯磺酸氯仿溶液。

【应用】喷洒上述试剂后,100 ℃加热 5 分钟,显不同颜色斑点。

100

六、强心苷

1. 3,5-二硝基苯甲酸试剂(Kedde 试剂)

【用途】检查强心苷、α,β-不饱和内酯环。

【配制】试剂Ⅰ:2％ 3,5-二硝基苯甲酸甲醇溶液。试剂Ⅱ:4％氢氧化钠水溶液。临用时,将试剂Ⅰ和试剂Ⅱ等体积混合。

【应用】取样品溶液 1 mL,加 3～4 滴上述试剂,显紫红色为阳性反应。

2. 碱性苦味酸试剂

【用途】检查强心苷。

【配制】试剂Ⅰ:1％苦味酸乙醇溶液。试剂Ⅱ:10％氢氧化钠水溶液。临用时,将 9 mL 试剂Ⅰ和 1 mL 试剂Ⅱ混合。

【应用】取样品溶液 1 mL,加 1 滴上述试剂,放置 15 分钟左右,呈橙红色或红色为阳性反应。

3. 亚硝酰铁氰化钠试剂(Legal 试剂)

【用途】检查不饱和内酯、甲基酮、活性次甲基(常用于强心苷)。

【配制】试剂Ⅰ:0.3％亚硝酰铁氰化钠乙醇溶液。试剂Ⅱ:10％氢氧化钠水溶液。

【应用】取样品 1～2 mg,溶于 2～3 滴吡啶中,加试剂Ⅰ 4～5 滴,混匀,再加试剂Ⅱ 1～2 滴,呈深红色,而又渐渐消退为阳性反应。

【显色剂】1 g 亚硝酰铁氰化钠溶于 100 mL 2 mol/L 氢氧化钠-乙醇(1:1)的溶液中,喷洒后,显红色或紫色斑点为阳性反应。

4. 磷酸-溴试剂

【用途】检查强心苷。

【配制】试剂Ⅰ:10％磷酸乙醇溶液。试剂Ⅱ:溴化钾的饱和水溶液。试剂Ⅲ:溴酸钾的饱和水溶液。试剂Ⅳ:25％盐酸。临用时,将试剂Ⅱ、Ⅲ、Ⅳ按 1:1:1 混合。

【应用】先喷试剂Ⅰ,125 ℃加热 12 分钟(薄层太湿时,加热时间可适当延长),在紫外光下观察,再将薄层烤热,趁热喷洒混合液,不同的强心苷显出不同颜色的斑点。

5. 氯胺 T-三氯乙酸试剂

【用途】检查强心苷。

【配制】试剂Ⅰ:3％氯胺 T 水溶液(临用时配制)。试剂Ⅱ:25％三氯乙酸乙醇溶液。

【应用】显色剂,临用前试剂Ⅰ和Ⅱ以 1:4 混合,喷洒后 100 ℃加热数分钟,于紫外光下观察,显蓝色或黄色荧光为阳性反应。

6. Keller-Kilianni 试剂

参见糖类试剂 4。

7. 咕吨氢醇试剂

参见糖类试剂 5。

七、萜类、甾体、皂苷及挥发油类

1. 五氯化锑试剂

【用途】检查甾体、萜类、皂苷。

【配制】五氯化锑与三氯甲烷(或四氯化碳)以 1:4 混合(临用时配制)。

【显色剂】喷洒上述试剂,120 ℃加热至斑点出现,在紫外光下观察,呈黄色或紫蓝色荧光为阳性反应(甾体化合物显黄色荧光,三萜化合物显紫蓝色荧光)。

2. 浓硫酸-醋酐反应(Liebermann-Burchard 反应)试剂

【用途】检查甾体、甾体皂苷、三萜类及强心苷。

【配制】醋酐,浓硫酸。

【应用】①取试样 0.1~0.2 mg,置于白瓷板上,加醋酐 0.3 mL,再在其旁边加入浓硫酸微滴(用毛细管),先在两界面出现红色,渐渐变为紫、蓝、绿色,最后褪色为阳性反应。②取试样 0.1~0.2 mg,溶于少量氯仿中,加浓硫酸-醋酐(1:20)混合液数滴,呈色同上。

此反应的颜色变化随分子中的双键数目与位置而定。甾体、甾体皂苷、三萜类及强心苷,此反应都能呈色。

3. 香兰素-盐酸试剂

参见酚类和鞣质试剂 4。

4. 三氯化锑试剂

【用途】检查甾体、萜类、皂苷。

【配制】25 g 三氯化锑溶于 75 mL 氯仿中(亦可用氯仿或四氯化碳的饱和溶液)。

【应用】显色剂,喷洒上述试剂,100 ℃加热 5 分钟,在紫外光下观察,呈黄色或紫蓝色荧光为阳性反应(甾体化合物显黄色荧光,三萜类化合物显紫蓝色荧光)。

5. 间二硝基苯试剂

【用途】检查甾体化合物。

【配制】试剂Ⅰ:2%间二硝基苯乙醇溶液。试剂Ⅱ:14%氢氧化钾甲醇溶液。临用时,将试剂Ⅰ、Ⅱ等体积混合。

【应用】作为显色剂,喷洒后,于 80 ℃加热 1 分钟,17-甾酮类可产生紫色斑点。

6. 三氟乙酸试剂

【用途】检查甾体类化合物。

【配制】1%三氟乙酸的氯仿溶液。

【应用】喷洒后,于 120 ℃加热 3 分钟。

7. 苯二胺-邻苯二甲酸试剂

【用途】检查甾体化合物。

【配制】0.90%苯二胺和 1.6%邻苯二甲酸的水饱和正丁醇溶液(临用前配制)。

【应用】喷洒后,于 100~110 ℃加热,甾体显黄或棕色斑点。

8. 二苯三硝基苯肼试剂

【用途】检查挥发油。

【配制】0.06 g 二苯三硝基苯肼溶于 100 mL 氯仿中。

【应用】作为显色剂,喷洒上述试剂后,110 ℃加热 5~10 分钟,紫色背景上显黄色斑点为阳性反应。

9. 香草醛-盐酸试剂

【用途】检查挥发油。

【配制】5%香草醛的浓盐酸溶液。

【应用】喷洒后 120 ℃加热,挥发油中各种成分可呈现各种颜色。

10. 磷钼酸试剂

【用途】检查挥发油、油脂。

【配制】25%磷钼酸乙醇溶液。

【应用】油脂的石油醚溶液点在滤纸上,喷洒上述试剂后,115~118 ℃烘箱中放 2 分钟,对油脂、三萜及甾醇(有不饱和双键)等呈蓝色,背景为黄绿色或蓝青色。

八、氨基酸、蛋白质类

1. 茚三酮试剂

【用途】检查氨基酸、肽类、氨基糖和蛋白质。

【配制】0.3 g 茚三酮溶于 100 mL 正丁醇中,加醋酸 3 mL。或 0.2 g 茚三酮溶于 100 mL 乙醇或丙酮中。

【应用】取样品溶液 0.5 mL,加上述试剂 1～2 滴,摇匀,在沸水浴上加热数分钟,呈现蓝色、紫色或红紫色为阳性反应。或将样品溶液 1～2 滴点在滤纸上,于 100 ℃ 左右烘干后,喷洒上述试剂,再在相同温度下加热 2～5 分钟,即呈上述颜色。注:进行此反应时,应避免氨气存在。

2. 双缩脲试剂

【用途】检查多肽、蛋白质。

【配制】试剂Ⅰ:10％氢氧化钠水溶液。试剂Ⅱ:1％硫酸铜水溶液。

【应用】取样品溶液 0.5 mL,加入 2 mL 试剂Ⅰ、Ⅱ的等体积混合液(临用时配制)摇匀后呈紫红色为阳性反应。

3. Millon 试剂

【用途】检查蛋白质及酚类。

【配制】参见酚类和鞣质试剂 7。

4. 吲哚醌试剂

【用途】检查氨基酸、多肽。

【配制】100 mL 1％吲哚醌丙酮溶液,加 10 mL 醋酸混合。

【应用】作为显色剂,喷洒上述试剂后,100～110 ℃加热 5～10 分钟,显蓝、红、桃红或棕色斑点为阳性反应。

5. 1,2-萘醌-4-磺酸钠试剂

【用途】检查氨基酸。

【配制】0.02 g 1,2-萘醌-4-磺酸钠溶于 100 mL 5％碳酸钠水溶液中(临用时配制)。

【应用】作为显色剂,喷洒上述试剂后,室温晾干,不同氨基酸显不同颜色。

6. 桂皮醛试剂

【用途】检查氨基酸。

【配制】1％桂皮醛的甲醇溶液。

【应用】作为显色剂,喷洒上述试剂,待甲醇挥发,再用盐酸蒸气熏,色氨酸显暗褐红斑点,脯氨酸、羟脯氨酸显淡褐紫色,羟基色氨酸显黄色。

7. 鞣质试剂

【用途】检查蛋白质。

【配制】10％鞣质水溶液。

【应用】取样品溶液 0.5 mL,加 1～2 滴上述试剂,产生黄白色沉淀为阳性反应。

九、有机酸类

1. 酸碱指示剂

【用途】检查有机酸。

【配制】0.1％溴酚蓝(或溴甲酚绿或溴麝草香酚蓝)乙醇溶液。

【应用】作显色剂,喷洒上述试剂后,在蓝色背景下产生黄色斑点,如不明显,可再喷氨水,然后暴露在盐酸气体中,背景逐渐由蓝变为黄色,而斑点由黄变蓝色为阳性反应。

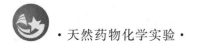

2. 吖啶试剂

【用途】检查有机酸。

【配制】0.005％的吖啶乙醇溶液。

【应用】作为显色剂,喷洒上述试剂后,于紫外光下观察,显黄色荧光为阳性反应。

3. 芳香胺-还原糖试剂

【用途】检查有机酸。

【配制】5 g 芳香胺(如苯胺)和 5 g 还原糖(如木糖)溶于 100 mL 50％乙醇溶液中。

【应用】作为显色剂,喷洒后,125～130 ℃加热数分钟,显棕色斑点为阳性反应。

4. 2,6-二氯苯酚-靛酚钠试剂

【用途】检查有机酸和酮酸。

【配制】0.1％ 2,6-二氯苯酚-靛酚钠的乙醇溶液。

【应用】作为显色剂,喷洒上述试剂后,稍加热,蓝色背景上显红色斑点为阳性反应。

5. 过氧化氢试剂

【用途】检查芳香酸。

【配制】0.3％过氧化氢水溶液。

【应用】作为显色剂,喷洒上述试剂后,于紫外光下观察显强蓝色荧光为阳性反应。

6. 溴甲酚绿-溴酚蓝-高锰酸钾试剂

【用途】检查有机酸。

【配制】试剂Ⅰ:0.075 g 溴甲酚绿和 0.025 g 溴酚蓝溶于 100 mL 无水乙醇中。试剂Ⅱ: 0.25 g 高锰酸钾和 0.5 g 碳酸钠溶于 100 mL 水中。

【应用】作为显色剂,临用时将试剂Ⅰ与Ⅱ以 9∶1 体积比混合后,立即喷洒(本试剂仅能保持 5～10 分钟),显紫、紫红色等不同颜色斑点为阳性反应。

7. 碘化物-淀粉试剂

【用途】检查有机酸。

【配制】8％碘化钾溶液、2％碘酸钾溶液及 1％淀粉溶液等体积混合(临用时配制)。

【应用】作为显色剂,喷洒后在白色或浅蓝色背景上显深蓝色为阳性反应。

8. 百里酚酞碱溶液试剂

【配制】50 mg 百里酚酞溶于 2％氢氧化钠溶液 100 mL 中。

【应用】作为显色剂,喷洒上述试剂后在灰色或蓝色背景上显白色斑点为阳性斑点。

十、香豆素类

1. 异羟肟酸铁试剂

【用途】检查内酯环。

【配制】试剂Ⅰ:7％磷酸羟胺甲醇溶液(临用时配制)。试剂Ⅱ:1％氢氧化钾甲醇溶液。试剂Ⅲ:1％三氯化铁甲醇溶液。

【应用】取样品溶液 0.5 mL,先等量滴加试剂Ⅰ、Ⅱ,沸水浴上加热 3～4 分钟,冷却后,加稀盐酸调 pH 3～4,再加 1～2 滴试剂Ⅲ,呈橙红或紫色斑点为阳性反应。

2. 开环-闭环试剂

【用途】检查内酯环。

【配制】试剂Ⅰ:1％氢氧化钠水溶液。试剂Ⅱ:2％盐酸。

【应用】取样品溶液 0.5 mL,加 1 mL 试剂Ⅰ,置沸水浴上加热 3～4 分钟,溶液较未加热时澄清,再加试剂Ⅱ酸化至 pH 2,溶液又变为混浊为阳性反应。

3．Gibbs 试剂

参见酚类和鞣质试剂 2。

4．重氮化试剂

参见酚类和鞣质试剂 3。

5．4-氨基安替比林-铁氰化钾试剂

参见酚类和鞣质试剂 5。

6．三氯化铁试剂

参见酚类和鞣质试剂 1。

陈杰（江西中医药大学）

附录三　常用溶剂物理常数和精制方法

溶剂	mp/℃	bp/℃	nD₂₀	εr	精 制 方 法
水	100	0	1.333	78.3	—
甲酰胺	210.5	2.55	1.4475	111.0(20 ℃)	用硫酸钙、硫酸镁、氧化钡、硅胶或分子筛干燥,然后减压蒸馏,收集 76 ℃、4.79 kPa(36 mmHg)的馏分
乙二醇	197.5	−12.6	1.4318	37.7	
乙醇	78.3	−114.5	1.3614	24.55	用 95%乙醇、生石灰浸泡后,冷凝管上端接一氯化钙干燥管,蒸馏
乙酸	117.9	16.7	1.3719	6.17(20 ℃)	在乙酸中加入乙酸酐,使其与存在的水反应,加入铬酸加热 1 小时,分馏
丙醇	97.15	−126.2	1.3856	20.45	共沸蒸馏脱水,含水较多时可加生石灰回流
丁醇	117.7	−88.6	1.3993	17.51	用稀硫酸及亚硫酸氢钠溶液分别洗涤,以除去盐类、醛和酮,再用 20%氢氧化钠煮沸1.5 小时除去酯类,用碳酸钾、硫酸镁干燥后分馏
戊醇	138	−78.2	1.41	13.9	—
异丙醇	82.2	−88	1.3772	19.92	—
环己醇	161.1	25.15	1.4648(25°)	15	—
乙腈	81.6	−43.8	1.3441	35.94	与水共沸蒸馏,然后精馏除去高沸点物质,氯化钙干燥,加入五氧化二磷回流,常压下蒸馏
二甲亚砜	189	18.5	1.4793	46.45	通常先减压蒸馏,然后用 4A 型分子筛干燥;或用氢化钙粉末搅拌 4～8 小时,再减压蒸馏,收集 64～65 ℃、533 Pa(4 mmHg)馏分。蒸馏时,温度不宜高于 90 ℃,否则会发生歧化反应生成二甲砜和二甲硫醚
乙酸酐	140	−73.1	1.3904	20.7(19 ℃)	—
丙酮	56.1	−94.7	1.3587	20.56	工业丙酮加 0.1%高锰酸钾溶液,摇匀,放 1～2 天(或回流 4 小时,至高锰酸钾颜色不褪,用无水硫酸钠干燥,重蒸)
乙二胺	116.9	11.3	1.4568	12.9	—
二氯甲烷	39.6	−94.9	1.4242	8.93	—

溶剂	mp/℃	bp/℃	nD$_{20}$	εr	精 制 方 法
吡啶	115.25	−41.55	1.5102	12.91	与粒状氢氧化钾或氢氧化钠一同回流,然后隔绝潮气蒸出备用。干燥的吡啶吸水性很强,保存时应将容器口用石蜡封好
乙酸甲酯	56.9	−98.05	1.3614	6.68	—
环己酮	155.65	−32.1	1.451	16.10(20 ℃)	
氯仿	61.2	−63.5	1.4459	4.81(20 ℃)	将氯仿用一半体积的水振荡数次,然后分出下层氯仿,用无水氯化钙干燥数小时后蒸馏
乙酸乙酯	77.1	−83.55	1.3724	6.02	工业用乙酸乙酯用50%碳酸钠溶液洗2次,用无水氯化钙干燥,重蒸
四氢呋喃	66	−108.4	1.4072	7.58	与氢化锂铝在隔绝潮气下回流,除去其中的水和过氧化物,然后在常压下蒸馏,收集66 ℃的馏分。精制后的液体应在氮气氛中保存,如需较久放置,应加0.025% 4-甲基-2,6-二叔丁基苯酚作抗氧剂
乙醚	34.6	−116.3	1.3524	4.2	工业乙醚用硫酸亚铁或10%亚硫酸氢钠溶液振摇(除去过氯化物和水溶性杂质)1～3次,无水氯化钙干燥,重蒸
甲醇	64.5	−97.7	1.3284	32.66	一般重蒸即可,如含有醛酮,可以用高锰酸钾大致测定醛酮含量,加过量的盐酸羟胺回流4小时后,重蒸
苯	801	5.5	1.5011	2.27	煤焦油来源的苯还含有少量噻吩(沸点84 ℃),在分液漏斗内将普通苯与相当于苯体积15%的浓硫酸一起摇荡,摇荡后将混合物静置,弃去底层的酸液,再加入新的浓硫酸,这样重复操作至酸层呈现无色或淡黄色,且检验无噻吩为止。分去酸层,苯层依次用水、10%碳酸钠溶液、水洗涤,用氯化钙干燥,蒸馏,收集80 ℃的馏分。若要高度干燥可加入钠丝(见"无水乙醚")进一步去水。石油来源的苯一般可省去除噻吩的步骤
甲苯	110.6	−95	1.4969	2.38	—
对二甲苯	138.4	13.3	1.4958	2.27(20 ℃)	
二硫化碳	46.2	−111.6	1.6275	2.64(20 ℃)	普通二硫化碳中加入少量研碎的无水氯化钙,干燥后滤去干燥剂,然后在水浴中蒸馏收集
四氯甲烷	76.6	−22.8	14,602	2.23	—
正己烷	68.7	−95.3	1.3749	1.88	
环己烷	80.7	6.7	1.4262	2.02(20 ℃)	—

续表

溶剂	mp/℃	bp/℃	nD$_{20}$	εr	精 制 方 法
石油醚					工业石油醚 1 kg 用工业硫酸 80 mL 充分振摇,放置,分出下层,可根据硫酸层颜色的深浅,酌情振摇 2～3 次,石油醚用少量稀氢氧化钠溶液洗,再用水洗至中性,无水氯化钙干燥,重蒸,按沸程收集

备注:εr 的测定除特殊注明外,均在 25 ℃下测定。nD$_{20}$除特殊注明外,均在 20 ℃下测定。

费洪荣(山东第一医科大学)

附录四 常用溶剂的性质

常用有机溶剂性质一览表

名称	沸点	密度	黏度(20 ℃)/(mPa·s)	波长	极性	E_T(30)	介电常数(20 ℃)	溶 解 性
水	100	1	1	268	10.2	63.1	58.8	—
二甲亚砜	189	—	2.24	268	7.2	45	48.9	能与水、醇、醚、丙酮、乙醛、吡啶、乙酸乙酯等混溶,不溶于乙炔以外的脂肪烃类化合物
乙二醇	197	1.1155	19.9	210	6.9	56.3	26.33	与水、乙醇、丙酮、乙酸、甘油、吡啶等混溶,微溶于醚,不溶于石油烃及油类,能够溶解氯化锌、氯化钠、碳酸钾、氯化钾、碘化钾、氢氧化钾等无机物
甲醇	64.9	0.7914	0.6	210	6.6	55.5	32.6	溶于水、乙醇、乙醚、苯
二甲基甲酰胺	152.8	—	0.92	270	6.4	43.8	36.71	能和水及大部分有机溶剂互溶,是高沸点的极性(亲水性)非质子性溶剂,能促进 SN2 反应的进行
苯胺	184	—	4.4	—	6.3	44.3	6.98	微溶于水,能与醇、醚、苯、氯仿等大多数有机溶剂混溶
乙酸	118	—	1.28	230	6.2	51.9	6.19	能与水、乙醇、四氯化碳等常用有机溶剂混溶,不溶于二硫化碳和 C12 以上的高级烃类溶剂
乙腈	81.1	—	0.37	210	6.2	46	37.5	相对密度 0.79,与水混溶,溶于醇等多数有机溶剂
丙酮	56.5	—	0.32	330	5.4	42.2	20.5	能与水、乙醇、氯仿、乙醚及多种油类混溶
吡啶	115	—	0.97	305	5.3	40.2	12.3	能与水、醇、醚、石油醚、苯、油类等多种有机溶剂混溶
二恶烷、二氧六环	102	1.04	1.54	220	4.8	36	2.21	与水混溶,可混溶于多数有机溶剂

续表

名称	沸点	密度	黏度(20 ℃)/(mPa·s)	波长	极性	$E_T(30)$	介电常数(20 ℃)	溶解性
2-丁酮	80	0.8054	0.43	330	4.5	—	—	2-丁酮能溶于 4 份水中,但温度升高时溶解度降低,20 ℃时,水中溶解度为 26.8%(重量比),水在 2-丁酮中的溶解度为 11.8%(重量比)。溶于乙醇和乙醚,可与油混溶。与水形成共沸物,其沸点为 74.3 ℃,含丁酮 88.7%。在空气中的爆炸极限为 1.97%~10.1%(体积比)
氯仿	61.2	—	0.57	245	4.4	39.1	4.7	微溶于水,能与醇、醚、苯等有机溶剂及油类混溶
乙酸乙酯	77.0	—	0.45	260	4.30	38.1	6.03	能与水、乙醇、乙醚、丙酮及氯仿等混溶
异丙醇	82	0.78505	2.37	210	4.3	48.6	18.3	溶于水、醇、醚、苯、氯仿等多数有机溶剂。与水能形成共沸物
四氢呋喃	66	0.8892	0.55	220	4.2	37.4	7.58	溶于水、乙醇、乙醚、脂肪烃、芳香烃、氯化烃、丙酮、苯等有机溶剂
丙醇	97.20	—	2.27	210	4	50.7	19.7	能与水、乙醇、乙醚等混溶
正丙醇	98	—	2.27	210	4	50.7	19.7	能与水、醇、醚、烃等多种溶剂混溶
正丁醇	117	—	2.95	210	3.7	50.2	17.7	能与醇、醚苯等多种有机溶剂混溶
二氯甲烷	39.8	1.326	0.43	245	3.4	41.1	8.9	能与醇、醚、氯仿、苯、二硫化碳等有机溶剂混溶。二氯甲烷在 20 ℃时于水中溶解度为 2.0%,在 25 ℃时水在二氯甲烷中溶解度为 0.17%。二氯甲烷能溶解生物碱、油脂、橡胶、树脂、纤维素酯等
苯	80.1	—	0.65	280	3	34.5	2.27	微溶于水和醇,能与乙醚、氯仿及油等混溶
二甲苯	137~140	—	0.65	290	2.5	—	—	不溶于水,能与无水乙醇、乙醚、三氯甲烷等混溶
甲苯	110.6	—	0.59	285	2.4	33.9	2.38	不溶于水,能与多种有机溶剂混溶

续表

名称	沸点	密度	黏度(20 ℃)/(mPa·s)	波长	极性	$E_T(30)$	介电常数(20 ℃)	溶 解 性
乙醇	78.5	0.7893	—	—	1.69	51.9	24.3	能与水、苯、醚等许多有机溶剂相混溶。与水混溶后体积缩小
四氯化碳	76.7	—	0.97	265	1.6	32.5	2.23	不溶于水,能与乙醇、苯、氯仿等混溶
三氯乙烯	87	—	0.57	273	1	35.9	2.31	不溶于水,与乙醇、乙醚、丙酮、苯、乙酸乙酯、脂肪族卤代烃混溶
环己烷	81	—	1	210	0.1	—	—	—
正己烷	69	—	0.33	210	0.06	30.9	1.9	
石油醚	30~70	—	0.3	210	0.01	—	—	不溶于水,能与多种有机溶剂混溶
甲酰胺	210	1.1334	—	—	—	56.6	76.68	能与水、乙二醇、丙酮、乙酸、甘油、苯酚混溶,几乎不溶于脂肪烃、卤代烃
苯甲醇	—	—	—	—	—	50.8	13.6	—
乙醚	31.6	0.7137	—	—	—	34.6	4.22	微溶于水,易溶于浓盐酸,能与醇、苯、氯仿、石油醚及脂肪溶剂混溶
三乙胺	—	—	—	—	—	33.3	2.44	易溶于氯仿、丙酮,溶于乙醇、乙醚
二硫化碳	46.5	—	—	—	—	32.6	2.64	难溶于水,能与乙醇等有机溶剂混溶
丙三醇	290.9	—	—	—	—	—	—	易溶于水,在乙醇等中溶解度较小,不溶于醚、苯和氯仿
甲酸	—	—	—	—	—	—	57.9	—

费洪荣(山东第一医科大学)

附录五　分离各类成分的溶剂系统和显色剂

化合物类型	溶剂系统	显色剂
有机酸	苯-乙醇	0.05％溴酚蓝或溴甲酚绿乙醇溶液
酚类	丁醇-乙酸-水	1％～5％三氯化铁乙醇溶液、4-氨基安替比林-铁氰化钾、对氨基苯磺酸、重氮盐（Pauly）试剂
氨基酸、蛋白质	正丁醇-乙酸-水	茚三酮、1,2-萘醌-4-硫磺酸（Folin）试剂
甾体	异丙醇-氯仿（1.5：98.5）、氯仿-己烷-乙醚（4：1）、己烷-苯（5：3）、石油醚-苯（5：3）、石油醚-氯仿-醋酸（75：25：0.5）	10％硫酸乙醇溶液、25％三氯醋酸乙醇溶液、20％三氯化锑或五氯化锑氯仿溶液
三萜	苯-5％盐酸、醋酸乙酯-苯	10％硫酸乙醇溶液、25％三氯醋酸乙醇溶液、20％三氯化锑或五氯化锑氯仿溶液
萜类、挥发油	己烷-醋酸-氯仿（6：2：2）、甲苯-醋酸乙酯（7：3）	1％香草醛-浓硫酸溶液、10％硫酸乙醇溶液、茴香醛-浓硫酸试剂
多糖	正丁醇-乙酸-水	苯胺邻苯二甲酸
黄酮	氯仿-甲醇、苯-甲醇-醋酸	2％三氯化铝甲醇溶液、0.5％醋酸镁甲醇溶液
苯醌、萘醌	环己烷-甲苯-乙酸乙酯-甲酸	无色亚甲基蓝
蒽酮	石油醚-乙酸乙酯	对亚硝基-二甲苯胺
蒽醌	石油醚-甲酸乙酯-甲酸、石油醚-乙酸乙酯	0.5％醋酸镁甲醇溶液、氨熏
香豆素	石油醚-丙酮、石油醚-乙酸乙酯	异羟肟酸铁试剂
木脂素	石油醚-乙酸乙酯、氯仿-甲醇	5％磷钼酸乙醇溶液、10％硫酸乙醇溶液
生物碱	氯仿、丙酮、二乙胺、苯-乙酸乙酯-三乙胺	改良的碘化铋钾、碘-碘化钾（Wagner）试剂
强心苷	氯仿-甲醇-水、乙酸乙酯-甲醇-水	2％ 3,5-二硝基苯甲酸乙醇溶液、1％苦味酸水溶液、氯胺 T-三氯醋酸试剂

费洪荣（山东第一医科大学）

附录六 常见的共沸溶剂

常见二元共沸混合物

组分 A	组分 B(沸点)	共沸点/℃	共沸物 A 组分	共沸物 B 组分
水(100 ℃)	苯(80.6 ℃)	69.3	9%	91%
	甲苯(231.08 ℃)	84.1	19.6%	80.4%
	氯仿(61 ℃)	56.1	2.8%	97.2%
	乙醇(78.3 ℃)	78.2	4.5%	95.5%
	丁醇(117.8 ℃)	92.4	38%	62%
	异丁醇(108 ℃)	90.0	33.2%	66.8%
	仲丁醇(99.5 ℃)	88.5	32.1%	67.9%
	叔丁醇(82.8 ℃)	79.9	11.7%	88.3%
	烯丙醇(97.0 ℃)	88.2	27.1%	72.9%
	苄醇(205.2 ℃)	99.9	91%	9%
	乙醚(34.6 ℃)	34.16	79.76%	20.24%
	二氧六环(101.3 ℃)	(最高)87	20%	80%
	四氯化碳(76.8 ℃)	66	4.1%	95.9%
	丁醛(75.7 ℃)	68	6%	94%
	三聚乙醛(115 ℃)	91.4	30%	70%
	甲酸(100.8 ℃)	107.3	22.5%	77.5%
	乙酸乙酯(77.1 ℃)	(最高)70.4	8.2%	91.8%
	苯甲酸乙酯(212.4 ℃)	99.4	84%	16%
乙醇(78.3 ℃)	苯(80.6 ℃)	68.2	32%	68%
	氯仿(61 ℃)	59.4	7%	93%
	四氯化碳(76.8 ℃)	64.9	16%	84%
	乙酸乙酯(77.1 ℃)	72	30%	70%
甲醇(64.7 ℃)	四氯化碳(76.8 ℃)	55.7	21%	79%
	苯 80.6 ℃	58.3	39%	61%
乙酸乙酯(77.1 ℃)	四氯化碳(76.8 ℃)	74.8	43%	57%
	二硫化碳(46.3 ℃)	46.1	7.3%	92.7%
丙酮(56.5 ℃)	二硫化碳(46.3 ℃)	39.2	34%	66%
	氯仿(61 ℃)	56.1	20%	80%
	异丙醚(69 ℃)	54.2	61%	39%
己烷(69 ℃)	苯(80.6 ℃)	68.8	95%	5%
	氯仿(61 ℃)	60.0	28%	72%
环己烷(80.8 ℃)	苯(80.6 ℃)	77.8	45%	55%

三元共沸混合物

组分(沸点)			共沸物质量组成			共沸点/℃
A	B	C	A	B	C	
水(100 ℃)	乙醇 (78.3 ℃)	乙酸乙酯(77.1 ℃)	7.80%	9.00%	83.20%	70.3
		四氯化碳(76.8 ℃)	4.30%	9.70%	86.0%	61.8
		苯(80.6 ℃)	7.40%	18.50%	74.10%	64.9
		环己烷(80.8 ℃)	7.00%	17.0%	76.0%	62.1
		氯仿(61 ℃)	3.50%	4.00%	92.50%	55.6
	正丁醇 (117.8 ℃)	乙酸乙酯(77.1 ℃)	29.0%	8.00%	63.0%	90.7
	异丙醇 (82.4 ℃)	苯(80.6 ℃)	7.5%	18.7%	73.8%	66.5
	二硫化碳 (46.3 ℃)	丙酮(56.4 ℃)	0.81%	75.21%	23.98%	38.04

费洪荣(山东第一医科大学)

参 考 文 献

[1] 曹素萍,李静.槐米中芦丁的提取方法研究进展[J].海峡药学,2014,26(11):44-47.

[2] 曾志,叶雪宁,庞世敏,等.北苍术和茅苍术挥发油成分的比较[J].应用化学,2011,29(4):470-476.

[3] 陈卓逐,陈静霞,阚建全.不同方法提取八角中有效成分的比较研究[J].中国调味品,2015,40(12):9-12,17.

[4] 崔润丽,李楠.银杏叶中黄酮类化合物提取方法研究[J].山西化工,2018,38(3):4-7,13.

[5] 范文成,王岳,韩月芝,等.不同提取浓缩干燥工艺对穿心莲内酯类成分的影响[J].中国药业,2014,23(2):55-56.

[6] 冯卫生,吴锦忠.天然药物化学实验[M].北京:中国医药科技出版社,2018.

[7] 高亮亮,许旭东,南海江,等.唐古特大黄化学成分研究[J].中草药,2011,42(3):443-446.

[8] 高岩,王知斌,杨春娟,等.GC-MS联用法分析不同产地茅苍术挥发油成分[J].中医药学报,2017,45(3):35-38.

[9] 何自强,张惠玲,李传坤.黄芩中黄芩苷提取的工艺研究[J].安徽大学学报(自然科学版),2016,40(3):73-79.

[10] 胡周.银杏叶中黄酮类化合物的提取和制剂工艺研究[D].广州:暨南大学,2017.

[11] 雷燕妮,张小斌.中药黄芩苷的提取工艺研究[J].陕西农业科学,2012(6):121-124.

[12] 李丽华,冯薇.大然药物化学实验教程[M].北京.中国医药科技出版社,2017.

[13] 李曼玲,刘美兰,冯伟红.女贞子果实不同部位的齐墩果酸测定[J].中国中药杂志,1995,20(4):216-217.

[14] 李鹏,胡正海.茜草的生物学及化学成分与生物活性研究进展[J].中草药,2013,44(14):2009-2014.

[15] 李萍,舒展,申晓霞,等.3种方法提取的八角茴香油的比较研究[J].食品科技,2016,41(12):213-219.

[16] 李瑞红,王宗义,全其根.不同提取方法制得茴香油的甄别研究[J].中国粮油学报,2012,27(11):50-53.

[17] 李润秋.人参果胶的纯化与鉴定[J].药学学报,1984,19(10):764-768.

[18] 李颖平.用碱溶酸沉法从槐米中提取芦丁工艺的优化[J].山西农业科学,2015,43(6):751-753.

[19] 李玉山.穿心莲内酯的提取及其衍生物的制备工艺[J].世界科学技术-中医药现代化,2016,18(1):94-100.

[20] 李振志,朱华,谢峰,等.不同产地槐米中芦丁的含量测定[J].世界中医药,2013(8):952-954.

[21] 廉慧杰,田静,木卡旦斯,等.银杏叶总黄酮提取分离技术研究进展[J].现代园艺,2018(18):13-14.

[22] 潘英明,梁敏,赵国友.从虎杖中提取蒽醌类成分的微型化学实验[J].实验科学与技术,2004(3):79-80.

[23] 裴月湖.天然药物化学实验指导[M].4版.北京:人民卫生出版社,2017.

［24］ 石梅,郝红,李中.虎杖中蒽醌类成分提取分离工艺的改进[J].食品与药品,2007,9(8A):32-34.

［25］ 舒俊翔,王峥.槐米中芦丁提取纯化工艺研究进展[J].湖南科技学院学报,2016,37(5):44-46.

［26］ 王锐.碱溶盐析法从女贞子中提取齐墩果酸[J].企业导报,2010,(3):295-296.

［27］ 吴立军.天然药物化学实验指导[M].北京:人民卫生出版社,2011.

［28］ 徐庆,覃永俊,苏小建,等.掌叶大黄化学成分研究[J].中草药,2009,40(4):533-536.

［29］ 徐文峰,陈刚,李占强,等.掌叶大黄化学成分的分离与鉴定[J].沈阳药科大学学报,2013,30(11):837-839.

［30］ 杨炳友,闫明宇,潘娟,等.秦皮化学成分及药理作用研究进展[J].中医药信息,2016,33(6):116-119.

［31］ 杨月.天然药物化学实验指导[M].北京:中国医药科技出版社,2013.

［32］ 伊品.银杏叶产量和质量影响因素调查研究[J].防护林科技,2017(11):28-29.

［33］ 于瑞,高明洁,崔彬彬,等.HPLC法测定中药茜草中茜草素、羟基茜草素和大叶茜草素的含量[J].哈尔滨医科大学学报,2017,51(3):195-198.

［34］ 岳晓莉.人参理化及临床研究新进展[J].中国处方药,2018,16(4):10-12.

［35］ 张茂婷,张虹,张耀如,等.茜草地上部分的化学成分研究[J].安徽中医药大学学报,2017,36(3):82-85.

［36］ 张颖.芦丁提取工艺的研究[J].临床合理用药,2014,7(4):86-87.

［37］ 赵俊.人参多糖的化学与药理学研究进展[J].国外医学(中医中药分册),2004,26(2):79-81.

［38］ 郑必胜,王能青,赵欣.黄芩苷的水提法工艺研究[J].现代食品科技,2008,24(1):48-51.

［39］ 郑俊华,西泽信,山岸乔,等.正品大黄中34种化学成分的高效液相色谱法定量分析[J].北京医科大学学报,1989,21(1):54-56.

［40］ 中国科学院《中国植物志》编委会.中国植物志[M].北京:科学出版社,1998.